와타나베 전문가 치간세정요법

Watanabe's Professional Toothbrushing

치주질환과 **임플란트주위염 관리**를 위한
숙주면역강화요법

Watanabe Tatsuo (渡邊 達夫) 지음
김진범 · 장기완 · 황윤숙 옮김

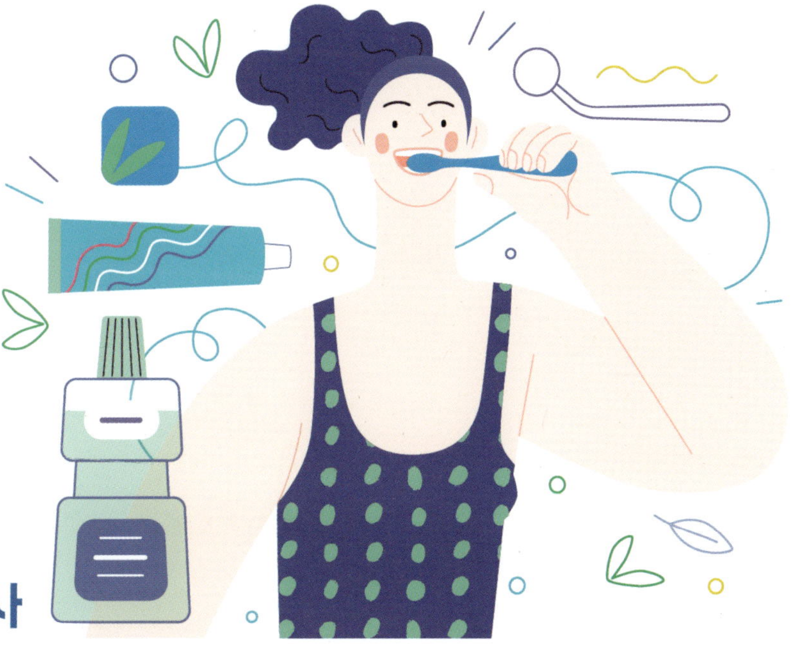

대한나래출판사

DaehanNarae Publishing, Inc.

SK V1 Tower 1507
Younmujang 5 gagil 25, Sungdong-gu
Seoul 04782, Korea
TEL: +82-2-922-7080
FAX: +82-2-922-0841
E-mail: nrpub@naver.com
Website: www.nrbooks.kr

와타나베 전문가 치간세정요법
-치주질환과 임플란트주위염 관리를 위한 숙주면역강화요법

Watanabe's Professional Toothbrushing

발행일 2023년 10월 15일
저자 Watanabe Tatsuo
역자 김진범 외
발행인 최용원
편집디자인 장순임
표지디자인 장순임
교정·교열 윤수현
발행처 **대한나래출판사** (등록 제2012-000051호/1994.6.10)
주소 서울시 성동구 연무장 5가길 25, 성수역 SK V1 Tower 1507호
전화 (02) 922-7080
팩스 (02) 922-0841
이메일 nrpub@naver.com
홈페이지 www.nrbooks.kr

ISBN 979-11-7133-055-3

정가 30,000원

Printed in Korea

저자 약력

Watanabe Tatsuo (渡邊 達夫)

1968년 오사카대학교 치과대학 졸업
히로시마대학교 치과대학 예방치과학강좌 조수
1974년 히로시마대학교 치과대학부속병원 강사
1975년 치학박사(오사카대학교)
1975년 텍사스대학교 생물의학연구소 연구원(미국)
1977년 히로시마대학교 치과대학 예방치과학강좌 조교수
1982년 오카야마대학교 치과대학 예방치과학강좌 교수
2004년 오카야마대학교 치과대학 학장(~2006년)
2007년 오카야마대학교 명예교수
(일반재단법인) 구라시키성인병센터 연구주간(~2014년)
2009년 NPO 구강건강네트워크 이사장(~2016년)
2009년 (학교법인) 아사히의료학원 아사히의료전문학교 오카야마 캠퍼스 교장(~2011년)
2011년 (학교법인) 신켄학원 이사장 겸 벨치과위생전문학교 교장(~2012년)
2012년 (학교법인) 아사히의료학원 아사히고등치과위생전문학교 교장(~2015년)

주요 저서

뽑지 마! 깎지 마! 자르지 마! 와타나베식 잇솔질요법으로 치아 건강, 전신 건강을!(리사이클문화사)
위생학 · 공중위생학(의치약출판)
예방치과실천 핸드북(의치약출판)
실천예방치과(의치약출판)
구강보건학(의치약출판)

역자 서문

우리나라도 장수국가에 들어서고 있다. 오래 산다고 해서 모두 행복하게 살 수 있을까? 행복하게 사는 데에는 건강이 뒷받침되어야 한다. 건강하게 살기 위해서 우선적으로 요구되는 바는 음식을 잘 씹어 먹고 소화하여야 하는데, 여기에는 건강한 치아가 필수적이다.

나이가 들수록 치아가 계속 상실되고 있다. 치아가 상실되면 재활수단으로 보철 진료가 있지만, 보철로 보완된 인공치아는 원래의 자연치아 기능에 미치지 못한다. 고령인구에서 몇 개의 치아가 유지되면 건강에 지장이 없을까? 여러 연구 결과 80세에 20개의 치아가 유지되면 음식물 소화와 에너지 흡수에 충분하다는 보고가 있다. 현재 이 목표를 달성한 나라는 1차 예방에 주력한 스웨덴뿐이다.

우리나라에서 치아 상실 원인으로 과거에는 치아우식이 제일로 손꼽혔으나, 최근에 와서는 치주질환이 제일 비중이 큰 원인으로 보고되고 있다. 치아우식 예방법으로는 불소와 치면열구전색(치아홈 메우기)이 효과적이라고 결론이 나와 있으며, 이미 유병률이 감소하고 있다. 하지만 아직 치주질환 유병률은 감소할 기미가 보이지 않고 있다.

질병 발생에는 숙주요인, 세균요인, 환경요인이 작용한다. 치주질환의 예방과 치료에서 이제까지 전 세계 치의학계에서 주력한 수단은 구강 내 세균관리이다. 개인이 손수 하는 잇솔질은 물론이거니와 치과 진료실에서 시행하는 치석 제거, 치근활택술, 치은박리소파술의 공통 최종목적은 치아에 붙은 세균막을 제거하거나 잘 붙지 못하게 하는 것이다. 치면세균막(dental plaque)을 증식하지 못하게 하는 가글린제도 여러 가지 개발되어 있다. 하지만 이제까지 개발된 물리적·화학적 요법은 그리 큰 효과를 거두지 못하고 있다. 20세기부터 21세기에 이르기까지 치면세균막 관리를 중심으로 진료해 왔지만 효과적인 결과를 얻지 못했다면, 새로운 방향전환을 모색해야 한다.

이에 와타나베 교수는 세균요인보다 숙주의 면역성이 더 강할 경우, 질병 발생을 예방하고 치료할 수 있다는 데에 착안하여 전문가 치간세정요법을 개발하였다. 치면세균막 관리에만 주력할 것이 아니라 숙주의 면역성을 높일 경우, 치주질환 발생을 예방하고 발생된 치주질환을 치료할 수 있다는 사실을 수십 년 동안의 연구로 실증하였다.

치주의 면역성을 높이는 데에 특별한 기구와 약물을 사용하지 않고 누구나 사용하는 잇솔을 사용한다. 잇솔로서 치은을 적절히 자극하여 치은 부착상피와 섬유세포를 재생하고, 치은에 분포되어 있는 모세혈관의 내피세포를 튼튼하게 유도한다. 세균관리에만 주력하던 치주 건강 관리법에서 숙주의 면역성 관리에 주력하자는 패러다임 시프트(paradigm shift, 인식체계의 대전환)를 제시하고 있다.

와타나베 교수는 2017년 일본구강보건협회에서 치과의사와 치과위생사를 위하여 전문가 치간세정요법의 이론적 배경과 아울러 자세한 실행방법을 소개하는 책을 출간하였다. 와타나베 치간세정요법은 자연치아의 치주 관리는 물론, 임플란트주위염 관리에도 효과적이어서 일선 진료 현장의 치과의사와 치과위생사에게 큰 무기가 될 수 있기에 한국어 번역본을 출판하게 되었다. 독자 여러분은 이 책을 통하여 와타나베 전문가 치간세정요법의 이론적 배경은 물론 구체적인 실행 테크닉을 습득함으로써, 치주질환 환자뿐 아니라 건강한 사람을 계속 건강하게 유지할 수 있는 능력을 배양할 수 있을 것임을 확신한다. 그리하여 일생을 자신의 치아로 음식을 먹고 행복하게 살 수 있는 이상사회를 이루는 데에 이바지할 수 있을 것이다.

끝으로 이 책이 출판될 수 있도록 배려해 주신 대한나래출판사 최용원 대표님과 작업을 함께해 준 임직원 여러분께 감사를 전하고 싶다.

2023년 여름

역자 **김진범, 장기완, 황윤숙**

역자 약력

김진범

1979. 2.	서울대학교 치과대학 졸업
1989. 2.	서울대학교 대학원 치의학박사(예방치과학 전공)
1982. 6.~1989. 7.	보건복지부 국립보건원 구강보건학담당관
1989. 8.~1991. 2.	신구대학교 치위생과 학과장
1991. 3.~2021. 2.	부산대학교 치과대학/치의학전문대학원 교수
1993. 3.~1994. 2.	일본 오카야마대학 치과대학 방문교수
2006. 4.~2008. 3.	대한예방치과구강보건학회장
2011. 4.~2013. 3.	보건복지부 구강보건사업지원단장
2021. 3.~현재	부산대학교 치의학전문대학원 명예교수

주요 저서

불소와 구강건강(고문사)

담배를 끊으세요(대한나래출판사) 외 다수

장기완

1979. 2.	서울대학교 치과대학 졸업
1987. 8.	서울대학교 대학원 치의학박사(예방치과학 전공)
1986. 3.~2019. 2.	전북대학교 치과대학 교수
1991. 9.~1993. 3.	일본 오카야마대학교 치과대학 박사후연구원
2004. 4.~2006. 3.	대한예방치과구강보건학회장
2009.10.	대한예방치과구강보건학회 학술대상(두봉학술상) 수상
2019. 3.~현재	전북대학교 치과대학 명예교수

주요 저서

구강보건교육학(고문사)

세계보건기구가 권장하는 구강건강조사법(고문사) 외 다수

황윤숙

1979. 2.	신구대학교 치위생과 졸업
1993. 2.	중앙대학교 행정학석사(보건행정학전공)
2014. 2.	단국대학교 교육학박사(교육사회학 및 평생교육)
2005. 3.~현재	한양여자대학교 치위생과 교수
2009. 8.~2011. 7.	대한치위생과교수협의회 회장
2016. 3.~2018. 3.	대한구강보건교육학회 회장
2016. 5.~2023. 5.	충·치예방연구회 공동대표

주요 저서

이만 잘 닦아도 치매·비만 막는다(도어북)

노인을 위한 구강관리(군자출판사) 외 다수

목 차

머리말 ············ 001

1. 두 종류의 치과의사 ············ 001
2. 발치의 최대 원인과 숙주면역강화요법 ············ 003
3. 지금까지 시행된 치과의료 ············ 004
4. 치과의사의 직무 ············ 005

제1장 와타나베 전문가 치간세정요법의 탄생 ············ 009

1. 과학에 눈을 뜨다 ············ 009
2. 불소 활용 ············ 010
3. 잇솔질과 치주질환 ············ 011
4. 오리지널 와타나베 전문가 치간세정요법 ············ 015
   1) 잇솔모 끝을 순측(입술쪽)과 협측(뺨쪽)에서 치간부에 넣는다 / 015
   2) 구개측과 설측에서 치간부에 넣는다 / 018
   3) 변연치은(가장자리 치은) / 019
   4) 잇솔모 끝으로 치면세균막 제거 / 019
   5) 피스톤운동 / 019
5. 2줄모 잇솔 개발 ············ 019
6. 오카야마대학교 예방치과의 기억 ············ 023

제2장 와타나베 전문가 치간세정요법의 근거 ············ 029

1. 임상 기준에서 평가 ············ 029
   1) 치아동요와 와타나베 전문가 치간세정요법 / 029
   2) 구취 치료와 와타나베 전문가 치간세정요법 / 030
   3) 임신부의 치은출혈과 끽연 / 032

2. 동물실험 ········ 034

1) 실험적 치은염과 곁순환 / 034

2) 잇솔질의 마사지 효과와 혈류, 세포증식 효과 / 040

3) 마사지 효과의 출현 범위 / 042

제3장 숙주면역강화요법에 기반한 와타나베 치간세정요법의 이해 ········ 045

1. 건강 유지·증진과 치주질환 ········ 045

2. 염증과 치주질환 ········ 048

1) 치주질환에 대한 임상적 고찰 / 052

2) 치주질환에 대한 조직적 고찰 / 052

3) 치주질환에 대한 병인론적 고찰 / 055

3. 숙주면역강화요법을 기반으로 하는 와타나베 치간세정요법의 임상 ········ 057

1) 임상 요점 정리 / 057

2) 구체적 방법 / 060

3) 치료가 잘 되지 않을 때 / 068

4) 출혈성 소인 환자 / 068

5) 숙달 방법 / 069

6) 전신질환 치료기 / 070

7) 치은퇴축 / 071

8) 임플란트주위점막염 / 072

4. Q & A ········ 073

제4장 전통적 치주치료에 대한 비판적 고찰 ········ 079

1. 원인제거요법과 대증요법 ········ 079

2. 전통적 치주치료의 이론 ········ 080

1) 실험적 치은염을 어떻게 바라볼까? / 080

2) 잇솔질 교육으로 치주질환이 나을까? / 080

3) 치석 제거와 치근활택술이 효과가 있을까? / 081

4) 치주외과 치료가 필요할까? / 082

5) 치주조직재생요법으로 극적인 회복이 가능할까? / 084

6) 초진 전악감염제거요법이란? / 084

7) 치주내과요법의 효과는? / 086

8) 호프리스 티스란? / 086

9) 발치 / 087

3. 치주치료의 '참과 거짓' ········ 087

1) 잇솔모로 치주낭 내의 치면세균막을 제거할 수 있을까? / 087

2) 잇솔질이 치은연하 세균막에 영향을 줄까? / 088

3) 치석이 치주질환의 원인일까? / 088

4) 치주낭 2~3mm는 정상일까? / 090

5) 치주질환 지표란? / 090

6) 치주병원균이 전신에 미치는 영향은? / 091

7) '좋은 환자'와 '나쁜 환자' / 092

8) 잇솔질 교육과 평가 / 093

4. 치주치료의 평가 ········ 094

1) 평가 방법 / 094

2) 일본 국민건강보험에 의한 치주치료의 평가 / 094

3) 충치 예방의 전철을 밟지 않도록 / 095

맺음말 ········ 099

참고문헌 ········ 105

부록 ········ 107

찾아보기 ········ 116

머리말

1. 두 종류의 치과의사

치과의사는 두 종류로 나눌 수 있다고 생각한다. 치아의 질병을 치료하는 것을 목적으로 하는 치과의사와 환자의 건강을 평생 유지하고 증진하는 것을 목적으로 하는 치과의사이다.

치아질환을 치료하는 것이 목적인 치과의사는 질병의 본질을 깊이 파헤치고 치료법을 잘 배우는 기술을 연마한다. 그렇게 눈물 나는 노력을 해도 치료가 성공하지 못하면 치아를 빼게 되고, 그러면 질병이 사라진다. 그런 다음 틀니를 만든다. 질병의 종착점은 발치와 틀니를 만드는 것이라고 생각한다. 의사의 기량이 부족하여 발치를 해도 '남겨 둘 수 없는 치아를 빼는 것은 당연하다'라고 사회가 여긴다면 아무 문제가 되지 않는다. 사회통념이라는 것이다. 질병을 치료하는 것이 목적인 치과의사는 충치 또는 치주질환이라고 하는 '질병'에 사고의 출발점을 두기 때문에, 필자는 그들이 생각하는 치의학을 'Disease-oriented concept in dentistry'(질병 중심 치의학)라고 이름을 붙인다.

치과의사는 학생 시절에 치아를 깎고, 충전하고, 빼고, 틀니를 만드는 방법을 배운다. 이러한 일을 충실히 하면 치과의사가 치료할 때마다 환자의 치아는 깎여 나간다. 또한 일본 치과의사 대부분이 국민건강보험으로 수입을 얻고 있는데, 국민건강보험은 치아를 깎으면 돈이 벌리고, 치아를 빼면 또 돈이 들어오고, 틀니를 넣으면 더욱 수입이 늘어나는 구조로 되어 있다. 치과의사가 치아를 깎을수록, 치아를 뺄수록 수입이 증가한다. 따라서 치과의사 교육도 국민건강보험 치과 분야에서도 치아가 없어지는 방향으로 진행되고 있지만, 아무도 이것에 의문을 제기하지 않고 50년 이상이 흘렀다. 필자는 치아가 전혀 없는 고령자를 보면 후생노동성과 치과의사의 역량 부족이 느껴져 견딜 수가 없다. 치과의사가 이를 빼는 것을 후생노동성도 승인했기 때문이다.

이와 반대로 환자의 건강을 평생 유지하고 증진하는 것을 목적으로 하는 치과의사는 건강이 무엇인지, 건강을 유지하고 증진하려면 어떻게 해야 하는지를 생각하고 치료방침을 수립한다. 이러한 치의학을 'Health-oriented concept in dentistry'(건강 유지·증진 치의학)라고 생각한다. 예를 들어, 치아를 뽑고 브리지(계속가공의치)를 만드는 것이 환자의 건강을 평생 유지하고 증진할 수 있

표 1. 구치부(어금니 부위) 보철장치의 종류에 따른 비교[1)]

	건전치열	브리지	부분의치	총의치
사람 수(명)	332	84	112	93
연령(세)	32.8±13.6***	49.1±12.8***	66.5±110.1***	74.6±6.2
현재 치아 수(개)	28.9±1.4***	27.0±2.0***	16.4±6.5	0.0±0.0
교합압(MPa)	29.7±4.2*	31.0±4.9	31.1±8.8*	34.4±12.2
교합력(N)	488.5±282.9**	393.7±253.7***	173.6±168.5***	54.7±41.4
교합접촉면적(mm^2)	16.2±8.8**	12.6±7.7***	5.8±5.2	1.9±1.7

Mean±S.D. $*p<0.05$, $**p<0.01$, $***p<0.001$ (unpaired t-test)
현재 치아 수가 줄어들수록 교합력, 교합접촉면적은 작아진다. 브리지를 장착해도 80%로 떨어지고, 부분의치에서는 35%로, 총의치에서는 10%로 떨어진다.

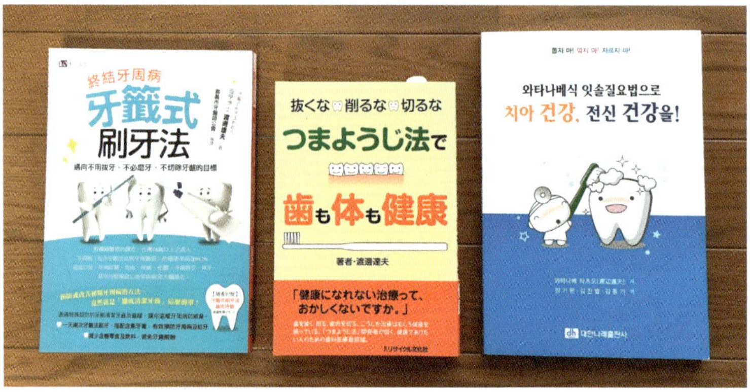

그림 1. 와타나베 전문가 치간세정요법을 소개한 책. 왼쪽부터 중국어판(2016), 일본어판(2009), 한국어판(2011).

는지 치아를 빼지 않고 치료하는 것이 좋을지를 생각했을 때, 지금까지는 판단하는 데 필요한 데이터가 거의 없었다. 건강을 유지하고 증진하는 것을 목적으로 하지만, 판단자료가 없었기 때문에 자신의 경험과 느낌에 의지하여 치료방침을 결정할 수밖에 없었다.

최근 의치나 브리지의 기능회복 능력은 자연치아에 미치지 못한다는 데이터가 나왔다(표 1)[1)]. 또한 동물실험에서 치아를 빼면 쥐의 학습능력이 떨어진다는 데이터도 나왔다[2)]. 이러한 데이터에 기반하여 논리를 수립하면 치아를 깎거나 빼지 않는 것이 좋다. 치아를 깎지 않고, 빼지 않는 치료법이 환자의 건강을 유지하고 증진한다. 그리고 이러한 치료법을 시행하는 치과의사가 장래에 환자의 건강을 유지하고 증진하는 것을 목적으로 하는 치과의사이다. 여기에 대해서 "치아를 빼지 않고, 깎지 않고, 자르지 않는 와타나베 치간세정요법으로 치아도 몸도 건강"(리사이클문화사)(그림 1)을 참조해 주었으면 한다.

2. 발치의 최대 원인과 숙주면역강화요법

일본에서 발치의 가장 큰 원인은 치주질환이다. 치아를 뽑은 후에는 브리지와 임플란트, 틀니를 해 넣는다. 틀니는 치아가 없는 상태보다는 구강 내 상황이 좋아지지만, 자연치아와 비교하면 아무리 상태가 좋아도 80% 정도의 기능밖에 회복하지 못한다. 그리고 임플란트는 생체에 있어서 이물질을 턱뼈에 매립하는 대수술이다. 임플란트주위염이 발생할 가능성도 부인할 수 없다. 치료에 고통이 동반되고 구강의 기능이 감소하며 비용도 많이 든다. 자연치아를 보존하는 방법이 있으면 임플란트 치료가 그것을 넘어설 수는 없다. 충치가 급격히 줄어든 지금, 치주질환의 예방과 치료가 성공하면 자연치아를 보존할 수 있을 것이다.

최근 발치 원인 비중에서 치주질환 비중이 가장 높아진 큰 이유는 충치의 예방법이 확립되었기 때문이다. 그에 반해 치주질환의 치료법은 70년 전과 다르지 않아서, 치석을 떼어내고 이를 닦고 치은(잇몸)을 절개하여 치면세균막과 치석을 제거하는 데 그치고 있다. 치주질환의 증상이 재발하면 치석이 보이지 않음에도 불구하고 치석을 제거한다. 치면세균막과 치석을 제거하는 이외의 치료법은 없는 것과 마찬가지다. 질병 자체를 치료하려면 원인제거요법과 아울러 자연치유력이 필요하다.

치주질환은 치주병원균이라고 일컫는 것이 원인이 되고 있으며, 이 병원균은 치은연하에 부착된 세균막 속에 살고 있다. 치은연하 세균막은 바이오필름(biofilm)이라고 말할 수 있으며, 미끄럽고 끈적끈적하여 쉽게 제거할 수 없다. 치은연상 세균막을 스케일러로 제거하려 해도 한 번이나 두 번 만에 긁어내기가 어렵기 때문에, 치주낭에서 치은연하 세균막을 스케일러로 제거하기는 쉽지 않다. 치주질환의 원인을 완전하게 제거할 수는 없다. 그리하여 필자는 생체의 자연치유력을 추가하는 치료법을 고려할 필요가 있다고 생각했다.

이 책에서 소개하는 숙주면역강화요법은 생체의 자연치유력을 높여서 치주병원균에 지지 않는 치은을 만드는 방법이다. 와타나베 전문가 치간세정요법(일명 toothpick 잇솔질법)은 숙주의 치주조직을 강하게 함으로써 치주질환을 치료하고 재발을 예방하는 방법으로, 이 이론은 일반적으로 세간에서 이야기하고 있는 원인제거요법과는 확연히 다른 이론이다. 어느 시대, 어느 분야에서나 당연히 생각되고 있는 인식이나 사상, 가치관 등이 극적으로 바뀌는 것을 패러다임 시프트(paradigm shift, 인식체계의 대전환)라고 하는데, 숙주면역강화이론에 근거한 와타나베 전문가 치간세정요법은 치주과학에서 패러다임 시프트를 일으킬 가능성을 간직하고 있다.

또한 공중보건학을 공부하고 있는 필자는 치과의원에 가지 않고 평생 자신의 치아로 음식을 먹을 수 있는 사회가 오기를 바란다. 그런 의미에서 충치에 대한 불소 이용은 공중보건학적으로 탁월한 방법이다. 하지만 치주질환에 대해서 말하자면, 지금까지의 치료법만으로는 거의 모두가 치과의원에서 치료를 받거나 치아를 빼고 틀니를 할 수밖에 없다.

3. 지금까지 시행된 치과의료

공중보건학은 역학(질병의 분포와 원인을 분석하는 학문) 이론을 많이 사용한다. 그것은 논리적 사고이며 모든 과학적 논리를 포함한 것이다. 그중 하나로 EBM(evidence-based medicine: 근거중심의학, 47쪽)이 있다. 사실을 바탕으로 논리를 세우고 결론에 이른 다음 의료를 시행한다. 필자는 대학에서 지식과 기술을 배우는 것도 필요하지만 문제를 발견하고 문제를 해결하는 능력을 익히는 것도 중요하다고 생각했기 때문에, 오카야마대학 학생에게 '표 2로부터 도출할 수 있는 결론은 무엇인가?'라고 질문했다. 표 2는 100세 이상 노인이 아직 1,000여 명밖에 없었을 시절의 데이터이지만, 100세 이상 노인 중에서 자신의 치아로 음식을 먹고 있는 사람은 4%이었고, 총의치와 잇몸으로 먹는다는 사람은 92%이었다.

한 가지 결론으로는 '100세 이상 노인 중 치아가 전혀 없는 사람이 92%이므로 인간은 치아가 없어도 오래 살 수 있다'는 것이다. 야생동물에서 치아가 없어진다는 것은 죽음을 의미한다. 육식동물은 먹이를 잡을 수가 없고 초식동물은 식물을 입안으로 끌어올 수가 없어서 잘게 잘라 소화 흡수를 잘할 수 없다. 하지만 인간은 부엌칼을 사용하여 잘게 자르고, 열을 가하면 부드러워져서 소화를 잘할 수 있다. 그러므로 치아가 없어도 오래 살 수 있을 것이다. 그러나 장수하는 것만이 인생의 목적이라고 할 수 없고, 즐겁게 오래 사는 것이 중요하다.

어느 한 학생은 표 2를 보고, '지금의 치과의료를 이대로 계속하면 치아가 모두 없어져 버린다'라는 결론을 내렸다. 뜻밖의 발상이지만 부정할 근거가 없다. 치과의사는 치아를 깎고 수복재료로서 충전하고, 치아를 빼고 틀니를 넣고 잇몸을 자르거나 하며 충치와 치주질환을 치료하고 있다. 그러나 이러한 치료를 하면 할수록 치아가 줄어드는 것을 피할 수 없다. 생각해 보면 미니멈 인터벤션(minimum intervention, 최소침습치료, 인체에 대한 치료를 최소화하는 것)이라는 말이 나올 때까지 예방확대*라는 말도 있었다. '지금의 치과의료를 이대로 계속해 가면 치아가 없어져 버린다'라고 하는 지적은 이제까지 질병관리의 근본이었던 질병 중심 의학(disease-oriented concept)의 약점을 찌르는 것 같다.

요미우리신문에 따르면, 100세 노인에게 '제일 즐거운 것은 무엇인가요?'라고 질문하면 '맛있는 것을 먹는 것'이 1위였다고 한다(표 3). 이 조사 결과를 보면 즐겁게 오래 사는 것은 '평생 맛있는 것을 먹을 수 있는 것'이라고 할 수 있다. 그러나 치아 1개에 금속관을 씌우면 씹는 능력(저작능률)과 치아

표 2. 100세 이상 노인(1,018명)의 치아 상태

구분	총수	잇몸만	총의치	자연치아와 틀니	자연치아	잘 모름
총수	100% 1,009명	44.3% 447명	47.8% 482명	3.6% 36명	4.1% 41명	0.3% 3명
남	100% 181명	35.4%	54.1%	3.9%	6.1%	0.6%
여	100% 828명	46.3%	46.4%	3.5%	3.6%	0.2%

100세 이상 노인 중 자신의 치아만으로 음식을 먹고 있는 사람은 4%이었고, 92%는 치아가 전혀 없다. 인간은 치아가 없어도 오래 살 수 있다.

출처: "장수자 보건영양조사의 결과 개요" 건강·체력 만들기 사업단(1981. 2.~3.)

표 3. 100세 노인에게 가장 즐거운 일

지금 가장 즐거운 것은 무엇입니까?		100세 666명(회수율: 50.9%)
1위	맛있는 것을 먹는 것	51.1%
2위	가족과 이야기하는 것	39.0%
3위	자는 것	31.4%
4위	친구와 수다 떠는 것	19.2%

출처: 요미우리신문(1984. 9. 11.)

와 치아가 접촉하는 면적(교합접촉면적)은 90%로 떨어진다. 브리지로 보철해도 80%까지만 회복한다. 부분의치에서는 40% 미만, 총의치가 되면 10%까지로 떨어진다(표 1). 상실된 치아를 보철하더라도 맛있는 것을 먹고 싶다는 요구를 만족시킬 수 없다.

4. 치과의사의 직무

일본은 세계 제일의 장수국이 되었는데 이것에 대해 치과의사는 무엇으로 공헌했을까. 치아가 없는 사람이라도 장수할 수 있지만(표 2), 장수하는 사람의 가장 큰 즐거움인 '맛있는 것을 먹는 것'을

*** 예방확대**

치아를 삭제할 때 다음에 충치가 될 가능성이 있는 부분마저 깎아서 건강한 치면만 남겨놓고 충전하는 것. 그러나 그 치아가 처해 있는 환경을 바꾸지 않으면 충전치료를 하여도 또 다른 새로운 곳에서 충치가 생길 수 있다. 따라서 충전치료로서 치아의 자연치질 부분이 줄어들고 치아가 빨리 없어지게 된다.

만족하게 하는 것은 치과의사의 직무이다. 필자는 한평생 자신의 치아로 맛있게 음식을 먹을 수 있는 사회를 만드는 것이 치과의사와 치과위생사의 목표가 되길 바란다.

일본치과의사회는 8020운동(80세에 20개 이상의 치아 보유)을 전개하여 한평생 자신의 치아로 음식을 먹을 수 있는 사회가 되도록 활발히 활동하고 있다. 충치 예방을 위해 불소 이용을 적극적으로 도입한 것은 참 좋은 일이다. 불소 이용은 아이들에게 충치가 급격히 감소하도록 하는 데에 영향을 크게 미쳤다고 생각한다.

필자는 앞에서 '질병을 치료하고 예방을 목적으로 하는 치과의사와 환자의 건강을 유지하고 증진하는 것을 목적으로 하는 치과의사의 2종류가 있다'라고 말한 바 있다. 둘 다 지식과 기술은 거의 같아서 환자는 치료 직후에 그 차이를 알 수 없다. 그러나 양자의 철학이 다른 관계로 치료방침이 달라서, 시간이 경과하면 그 차이가 나온다. 건강을 유지하고 증진하는 것을 목적으로 하는 치과의사와 치과위생사는 '환자가 건강하고 아름답게 나이 들 수 있도록 치과의사와 치과위생사는 무엇을 할 수 있을까'를 항상 생각하여 행동에 옮기고, 성과를 확인하고 다시 도전하고 있다.

충치 감소 덕분에 자신의 치아로 음식을 먹을 수 있는 노인이 많아졌다. 물론 치과의사의 의식 개혁도 있었다. 현재의 치과의료를 이대로 계속해 나가면 대부분의 사람 모두 치아가 없어져 버린다는 것을 알아차리고, 일상적으로 하는 진료를 개선한 것이다. 환자의 치아를 삭제하면 수입이 늘어나고, 치아를 발거하면 돈이 많이 벌리는데도 굳이 치아를 빼지 않고 남기는 방향으로 자신의 진료를 전환한 것이다.

그렇다면 건강하고 아름답게 늙을 수 있도록 치과의료 종사자는 무엇을 할 수 있을까? 앞서 말했듯이 '평생 자기 치아로 맛있게 먹을 수 있는 사회'가 도래하고 있다. 발치의 가장 큰 원인인 2대 질환(충치와 치주질환)을 극복하면 한평생 자신의 치아로 음식을 먹을 수 있는 사회가 된다. 천연두는 거의 없어졌고 소아마비가 발생하는 나라도 2개국에 불과하다. 충치도 일본에서는 불소함유 치약(세치제)이 보급됨에 따라 급격하게 감소했다. 공중구강보건학의 성과이지만, 치주질환은 아직 해결의 실마리를 찾지 못하고 있다.

필자는 국민의 세금으로 운영되고 있는 국립대학교에서 동료들과 함께 연구하고 생계를 이어왔다. Fukuzawa Yukichi는 '활용되지 않는 학문은 없는 것과 마찬가지다'라고 말했다. 필자도 사회에 활용할 수 있는 연구를 하고 싶다고 마음에 새겨왔다. 필자는 연구 결과를 논문으로 발표하여 모든 사람이 지식을 공유하도록 하며, 사람들이 한평생 자신의 치아로 음식을 먹을 수 있는 사회가 되도록 하는 것을 일생의 소원으로 가슴에 담고 있다.

와타나베 전문가 치간세정요법(toothpick brushing)은 치주질환의 예방과 치료에 크게 공헌할 수 있다. 와타나베 치간세정요법은 치면세균막과 치석을 제거하는 데에 그치고 있는 종래의 대증요법적인 사고방식과는 전혀 다른 숙주면역강화이론(생체의 자연치유능력을 높이는 이론)에 근거한 것으로서, 과학적인 데이터도 갖추어져 있다. 따라서 와타나베 치간세정요법이 전 사회로 퍼지면 '한평생 자기 치아로 맛있게 먹을 수 있는 사회'를 이룩하는 데 크게 공헌할 수 있다고 믿는다.

필자 인생의 대부분을 쏟아 넣은 생각과 연구 및 활동을 이 책에 집약했다. 끝까지 읽어 주신다면 더 이상 바랄 수 없는 행복이 되겠다.

제 1 장 와타나베 전문가 치간세정요법의 탄생

1. 과학에 눈을 뜨다

1970년대 후반쯤이다. 필자는 박사학위를 취득한 후 미국 텍사스대학교에 연구생(당시 포스트닥)으로 들어갔다. 그곳에서 실험기사[*1](전문기술자로서 전원 석사학위 소지자) 5명과 함께 Coenzyme Q_{10}과 비타민 B_6 연구를 시작하였다. 주임교수인 Folkers 교수는 Coenzyme Q_{10}을 결정화한 사람으로서 노벨상 후보까지 오른 적이 있다. Folkers 교수는 실험기사로부터 올라온 데이터를 필자와 둘이 앉아 하나하나 보면서 다음 실험을 지시하였다. 그의 지시에 따라 실험계획을 세우고 실험기사에게 실험을 의뢰한 다음 데이터를 정리하는 것이 포스트닥(post-doctor, 박사학위를 취득한 연구원)인 필자의 일이었다.

Folkers 교수와는 1주일에 2회 정도 토론을 하였다. 그는 토론할 때마다 데이터의 해석방법을 가르쳐 주었다. 자연의 법칙성을 찾아내는 방법이었다. 데이터를 다양한 각도로 해석하고 적당히 취사선택한다. 재미있는 해석이 나오면, 그것을 뒷받침하는 데이터를 성급하게 요구하였다. 매일 아침 '아직인가? 아직인가(아직 데이터가 나오지 않았나)?'라고 끈질기게 물었다. 데이터가 기대한 결과로 나오지 않으면 'Forget it(잊어버리게)'으로 끝났다.

지금 돌이켜보면 Folkers 교수로부터 과학적인 사고방식을 배웠다고 생각된다. '사실을 바탕으로 논리를 수립하고 결론에 이르는 것'이다. 하나의 데이터에서 많은 해석이 나올 수 있지만 가설로 채택되는 것은 겨우 하나일 뿐이다. 새로운 법칙을 찾아내는 것은 상당히 힘들다. 하물며 몇 가지 새로

*** 1 실험기사**

수이안이라는 인상 깊은 실험기사가 있었다. 홍콩에서 출생한 여성으로서 남편은 텍사스대학교의 박사과정을 밟고 있었다. 그녀의 남편도 아르바이트를 하고 있었지만, 생활비는 수이안이 벌고 있었다. 수이안은 '나는 결코 일본인을 좋아하지 않을 거예요'라고 필자에게 말한 적이 있다. 그녀의 할아버지와 할머니는 그녀의 아버지 앞에서 일본 군인에게 살해당했기에 아버지는 그녀에게 '이 일을 너의 아이, 손자, 증손자 대대로 전하거라. 절대 잊지 말아라'라고 말했다고 한다. 그리고 그녀는 이것을 후손 대대로 전할 것이라고 말했다. '아버지의 일본인에 대한 원한만큼은 아니지만, 나는 결코 일본인을 좋아하지 않을 겁니다'라고 했다.

운 지식을 요약하고 통합화하여 새로운 학설을 세우는 것은 매우 어려운 기술이다.

그 후 텍사스대학교의 일을 마치고 돌아온 필자는 그곳에서 모처럼 배운 과학적인 사고방식을 치과의료에도 적용해 보고자 생각했다. Tonegawa Susumu(생물학자로 노벨 생리학·의학상 수상)는 "에이즈 핸드북"에서 '나는 과학자로서 사물을 생각할 때 사실을 바탕으로 논리를 수립하고 결론에 이르게 하고 있다'라고 기술했다. 이 말대로라면 필자에게도 과학적인 사고방식이 생긴 것 같았다. Folkers 교수가 했던 대로, 자신의 의견을 말하기 전에 사실을 주시하고 이야기의 줄거리를 세워 생각하고서 자신의 의견을 만드는 것이다.

2. 불소 활용

충치와 치주질환을 국민병이라고 했던 시대이므로 이 2대 질환을 없애는 것이 치과의사의 큰 사명이라고 생각한 그즈음, 필자는 아직 질병을 치료하는 치과의료에서 빠져나올 수 없었다.

충치의 예방에는 이미 불소 활용이 큰 효과가 있음을 알고 있었다. 다음에 할 일은 세상 널리 보급하는 것이다. 수돗물 불소농도조정(water fluoridation)이라는 방법이 있었지만, 불소반대운동이 활발했던 그 시대에는 불소 활용에 관하여 이야기하려고 하면 어디서 들었는지 불소 반대파가 나타나서 공개토론회가 되어 버릴 정도로 논쟁이 크게 일어났다. 찬성파, 반대파 쌍방 모두 엄청나게 공부하고 있어서 끼어들 여지는 없는 것 같았다. 불소 반대파의 의견은 '불소가 독극물이다. 집단을 대상으로 한 불소 활용은 개인 선택의 자유를 빼앗는다'라고 하는 두 가지가 주요한 것이었다.

인간의 사고방식에는 독성 제로 지향과 독물 통제지향이 있다. 독성 제로 지향이란 독은 없어야 하므로 제로로 만들려는 사고방식이다. 과학이 미숙하고 독물의 유·무만을 알 수 있던 정성적(定性的) 측정법의 시대에서는 독성 제로 지향이 주류를 이룬다. 이러한 사고방식에 따르면 불소는 독성이기 때문에 어찌 되었든 있으면 안 된다. 그러나 과학이 진보하고 양을 측정할 수 있게 되면서 어느 정도 농도라면 인체에 해로운 영향을 주지 않고 건강에 공헌할 수 있지만, 일정량을 넘으면 해를 끼친다는 것을 알게 되었다. 따라서 독성물질의 양을 통제하고 인간에게 편리하게 이용하려고 시도하는 것은 독물 통제지향이다. 불소는 독물이지만 농도를 조정함으로써 사람들의 건강에 기여할 수 있다. 그러나 수돗물에 불소를 첨가함으로써 개인 선택의 자유를 빼앗는다는 논점은 아직 미해결 상태이다. 수돗물에 불소를 넣으면 불소가 싫은 사람도 마셔야 한다. 그것이 개인 선택의 자유를 빼앗아 버린다는 주장이다.

이러한 논점을 없애기 위해서는 불소를 치면에 도포하거나 치약에 첨가하는 예방법을 개발해야 한다. 하고 싶은 사람만 하면 좋으니까. 이로써 충치는 국민병이라고 불리지 않을 것이라 생각했지만 생각하는 것만으로는 충분하지 않다. 실천해야 한다. 올바른 이론에 근거하여 실천하고 성과를 확인하는 것이다(PDCA 사이클*2). 그리하여 당시 '일본 충치 예방 불소추진회의'에 들어가서 불소함유 치약의 보급 활동에 참여하였다. 불소함유 치약의 보급으로 충치는 줄어들 것으로 생각했다. 이제 남은 것은 치주질환이다.

3. 잇솔질과 치주질환

필자는 텍사스대학교에서 돌아온 후 한동안 도서관에 들러서 치주질환에 대해 공부했다. 가장 인상에 남은 것은 Theilade 등이 발표한 실험적 치은염으로(그림 2)[3], 이것은 임산부에게 협조를 구하여 시행한 임상실험이다. 잇솔질을 잘할 수 있는 실험대상자에게 15일간 잇솔질을 중지하도록 하였다. 그러자 치은연상 세균막은 쌓이지만 2, 3일 늦게 치은염이 일어났다. 15일 후, 잇솔질을 재개하면 치은연상 세균막이 깨끗하게 제거되고 치은염이 치료되었다. 치은연상 세균막이 먼저 쌓이고 그것을 좇아 치은염이 일어났다. 치은연상 세균막을 제거하면 그에 따라 치은염이 치료되었다.

이 사실을 바탕으로 논리를 수립하고 결론을 도출하면 '치은연상 세균막이 쌓이면 치은염이 일어나고, 치은연상 세균막을 제거하면 치은염이 낫기 때문에 치은연상 세균막이 치은염의 원인이다'라는 결론을 내릴 수 있다. 치은연상 세균막은 덩어리이기 때문에 세균이 치은염을 일으키고 있다는 생각은 쉽게 수긍할 수 있다. 이 결론에서는 치은연상 세균막을 제거하는 데에 중점을 둔다.

치은염은 입안이 깨끗하지 못한 사람에게서 일어나는 것으로 이미 알고 있지만, 치은연상 세균막이 원인이라고 결론지은 것은 Theilade 등의 그룹이다. 이 사실은 치면세균막 축적과 치은염 사이에는

*** 2 PDCA 사이클**

Plan(계획), Do(실행), Check(평가), Act(개선)의 약자로서 이 순서로 작업을 진행하면 더 진전된 상태로 나아갈 수 있을 것이다. 환자에게 구강보건교육을 시행하는 경우, 종래의 방법에서는 치면세균막 제거를 목적(Plan)으로 잇솔질 교육(Do)을 한다. 그 후 평가(Check)하고, 평가 결과에 따라 새로이 고안된 2차 교육(Act)을 한다. 평가 방법으로는 PCR(plaque control record)을 예로 들 수 있다. 또한 자신이 시행한 잇솔질 교육으로 몇 퍼센트 환자에서 PCR이 감소했는지 평가할 필요도 있다. 평가한 결과 기대하였던 대로 되지 않았을 경우, 계획이 잘못되었거나 아니면 그 계획 자체가 시행할 수 없었거나 둘 중의 하나일 것이다.

치주치료에도 PDCA 사이클을 적용해 볼 필요가 있다. 과학 분야에서 검증에 사용하는 이론, 실천, 성과와 같지만, 치료를 하여도 성과가 오르지 않으면 이론이 잘못되었거나 이론이 실천되지 않았거나 둘 중 하나로 생각할 수 있다. 일반 임상에서 Plan과 Do는 자주 시행하지만, Check가 충분하지 않아서 효율적인 성과를 얻을 수 없는 경우가 많다.

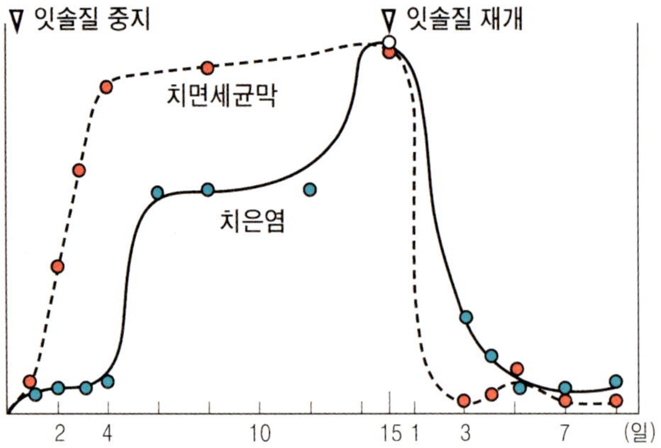

그림 2. 치은염과 치면세균막의 관계[3].
잇솔질을 멈추면 치면세균막이 쌓이고, 그 후 2~3일이 지나면 치은염이 일어난다. 15일 후, 잇솔질을 재개하면 치은염이 치료된다. 그러므로 치면세균막이 치은염의 원인이라고 결론지었다.

상관관계가 있음을 의미한다. 하지만 상관관계와 인과관계[*3]는 반드시 일치하는 것이 아님을 명심할 필요가 있다.

Theilade 등이 사용한 치면세균막 지수는 plaque index이며, 치은연상 세균막의 양을 측정하였지만 치면세균막의 질에는 관심을 두지 않았다. 필자의 연구실에서도 이 실험적 치은염에 관해 재현실험을 해 보았지만, 그들과 같은 깨끗한 데이터는 얻을 수 없었다. Theilade 연구실 이외의 다른 연구기관에서도 동일한 데이터를 얻을 수 없었으므로 역학에서는 이것을 관련 일치성이 없다고 말한다. 관련 일치성이 없으면 상관관계가 있을지라도 반드시 인과관계가 성립하는 것은 아니다.

여하튼 치은연상 세균막이 치은염의 원인이라고 결론을 내림으로써 치은연상 세균막을 제거하는 데에 중점을 두게 되었다. 치은연상 세균막을 제거하는 잇솔질 방법으로 그 당시 일본에서는 회전법이 주류였다. 회전법을 이용하여 치은연상 세균막을 제거하려고 하면 잇솔모가 좀 빳빳한 것이 세균막을 더 잘 제거할 수 있으므로 한동안 강강도 잇솔이 권장되었다. 그러나 지금 일본에서는 강강도 잇솔을 사용한 회전법은 그다지 추천하지 않고 있다. 처음에 자극이 너무 심하게 되어서 협측 치은에 퇴축이 일어나기 때문에 현재는 치관부의 치은연상 세균막을 제거할 수 있는 바스법(Bass method)이나 스크러빙법(Scrubbing method, 횡마법)을 추천하고 있다.

치은연상 세균막이 가장 잘 붙어 있는 곳은 치아와 치아 사이로서 치은염이 처음 일어나는 곳은 이 치간부이다. 그러므로 치간부의 치은연상 세균막 제거가 중요하다. 치실을 사용하면 치간부의 치은연상 세균막을 제거할 수 있다. 하지만 치실을 사용하는 사람에서도 치은염이 일어나는 경우가 있다.

'치은연상 세균막이 치은염의 원인이다. 그리하여 치은연상 세균막을 완전히 제거하면 된다'라는 이론에 틀린 점은 없을까? 열심히 이를 닦아도 치주질환이 재발하기도 하고, 완전히 질병이 나지 않게는 못하고 있다. 이렇게 되면 치과의료 종사자는 '이를 닦고 있다고 하지만 실제 닦이는 것과는 다르다'라고 말한다. 확실히 '이를 닦는 것'과 '이가 닦이는 것'이 다르다고 한다면, 환자들은 '어떻게 닦으면 치주질환이 재발하지 않는지를 가르쳐 달라'라고 목소리를 높일 것이다.

당시의 구강보건교육이라고 하면 말로서만 교육하는 것이 당연했다. 그래서 가르쳐 준 대로 환자가 실천할 수 있었는지를 필자는 생각하지 않았고 그것을 평가하려고 하는 생각도 전혀 없었다. 지금 생각하면 PDCA 사이클(11쪽)을 실천하고 있으면 입으로만 하는 구강보건교육은 효과가 없다는 것을 알 수 있겠지만 당시는 전혀 염두에 두지 않았다.

어느 날 '치아와 치아 사이를 닦아 주세요'라고 환자에게 지도하고 있을 때 환자 한 명이 손거울을 보면서 잇솔모 끝을 치아와 치아 사이에 밀어 넣어 닦는 것을 보았다. 그것을 보고서 치아와 치아 사이의 치은연상 세균막은 그렇게 하지 않으면 닦아낼 수 없다는 것을 알았다. 이후 필자의 환자 교육 방법은 '잇솔모 끝을 치아와 치아 사이에 밀어 넣어 주세요'로 바뀌었다. 대부분의 환자는 '네'라고 대답하지만, 좀처럼 기대했던 대로 실천하지는 못했다. 언어로만 의사를 전달한다는 것이 대단히 어렵다는 것을 통감했기 때문에, 필자가 직접 환자의 잇솔로 입안을 닦아 주었다. 그랬더니 '이렇게 해 주시니 기분이 좋습니다'라고 답하였다. 필자는 그 말을 듣고 나서 환자마다 직접 입안을 닦아 주었다.

*** 3 상관관계와 인과관계**

상관관계(相関関係)는 몇 가지 사건의 변수(예를 들어, 충치 수와 잇솔질 횟수) 사이에 밀접한 관계가 있고, 한쪽이 변화하면 다른 쪽도 변화하는 관계를 말한다. 상관이 있다는 것은 '한쪽이 늘어나면 다른 쪽이 늘어나는 경우(양의 상관)'나 '한쪽이 늘어나면 다른 쪽이 줄어드는 경우(음의 상관)'의 관계를 말한다. 충치가 적은 사람들은 잇솔질 횟수가 많다는 관계(음의 상관관계)를 예로 들 수 있다. 여기서 바로, '잇솔질을 하면 충치를 예방할 수 있다'라고 말할 수는 없다. 적은 잇솔질 횟수가 충치의 원인(인과관계에 있음)이라고 생각할 수 없기 때문이다. 또한 '닦는 것과 닦이는 것은 다르다'라고 하는 이론을 끌어와서 '충치 예방을 위해서 이를 닦자'라고 하는 결론도 도출할 수 없다. 충치의 발생에는 잇솔질보다 더 큰 요인이 얽혀 있기 때문이다.

인과관계(因果関係)는 원인과 그에 따른 결과와의 관계를 말하며, 인과관계가 있으려면 상관관계가 있어야 한다. 그러나 상관관계가 있다고 해서 반드시 인과관계가 있는 것은 아니다. 현재 과학 분야에서는 '잇솔질만으로는 충치 예방을 할 수 없다'는 것이 상식이다.

상관관계가 인과관계가 되는 조건으로 미국의 '흡연과 건강에 관한 위원회(Smoking and Health, 1964)'는 관련 일치성(consistency: 다른 장소, 다른 연구기관의 데이터가 거의 같은 결과를 보임), 관련 강고성(strength: 관련 강도가 높고 양의 반응 관계로 분석됨), 관련 특이성(specificity: 한 요인과 다른 요인 간의 연관성이 그 이외의 요인과는 분명히 다름), 관련 시간성(temporal relationship: 원인으로 여겨지는 요인이 먼저 있고 결과로 여겨지는 것이 나중에 옴), 관련 무결성(coherence: 이미 밝혀져 있는 사실이나 지식과의 모순이 없음)의 5개를 들고 있다. 이 다섯 가지가 충족되면 상관관계를 인과관계라고 할 수 있다.

그랬더니 '대단해요!', '입안이 개운해진 것이 마치 눈에 낀 눈곱이 떨어진 것 같습니다', '치아 사이에 잇솔 끝이 쏙쏙 들어오는 것이 마치 아주 가는 철사 잇솔로 닦아 주시는 것 같습니다', '기분이 아주 좋아요' 등으로 환자의 반응이 바뀌었다. 이렇게 직접 입안을 닦아 주는 방법을 사용하면 환자가 잇솔질에 관심을 보이고 동기를 부여하기 쉽다. 이렇게 하여 '와타나베 전문가 치간세정요법(toothpick method)', 즉 시술자 잇솔질요법(professional tooth brushing)이 탄생하게 되었다.

잇솔질에 관해서 환자가 스스로 자신의 느낌을 이야기해 준 적은 이제껏 없었다. 치과의사, 치과위생사 등 전문가가 환자의 입안에 직접 잇솔질을 해 주는 것을 '전문가 치아세정요법(professional tooth brushing)'이라고 부르고 있다. 1980년경의 이야기이다. 여기에 전문가 치간세정요법과 와타나베 잇솔질법(toothpick method)을 함께 사용하면 치주질환의 증상이 급작스럽게 개선된다는 것을 알았다. 어떤 환자는 '선생님, 고기를 씹게 되었습니다'라고 이야기하고, 또 어떤 환자는 '저는 콩을 좋아하지만 이제까지 먹기가 힘들었습니다. 그런데 선생님이 닦아 주신 이후로 콩을 씹어 먹을 수 있게 되었습니다'라고 말했다.

와타나베 전문가 치간세정요법을 효율적으로 할 수 있는 잇솔이 없을까 하여 히로시마대학교 예방치과 의국원들과 토론도 하였다. Toda Kyoji 선생(전 도쿠시마대학 조교수, 현재 개원)으로 기억되는 의국원이 있었는데 그가 '1열 잇솔이라면 하기 쉬울 것 같아요'라고 제안해 주어서 잇솔 제조회사인 Sunstar[*4]에 전화하여 상담하였다. Sunstar에서는 '하지만 1열 잇솔을 만들어도 사용법을 모르면 도움이 되지 않을 것입니다'라고 대답하였다. 결국 잇솔모 끝을 치아 사이에 넣는 방법을 어떻게 하면 많은 사람에게 알릴 수 있는지가 새로운 해결과제가 되었다. 그 방법은 치아와 잇몸의 경계선에 손가락으로 소독제를 도포하고, 1열 잇솔모 끝으로 치아와 치아 사이에 약물을 밀어 넣으면 효과가 있었다.

*** 4 Sunstar의 Yasufuku 상무**

오사카대학교 예방치과교실의 초대 교수인 Matsumura Toshiharu 선생님은 Sunstar의 연구원을 다수 지도하였으며, 정년퇴임 후에는 Sunstar의 연구소 소장으로 부임하였다. Matsumura 교수가 무척 총애하였던 히로시마대학교의 Iwamoto 교수 밑에 Sunstar의 Yasufuku 상무가 자주 와 있었다. Yasufuku 상무는 Matsumura 교수를 매우 존경했다. 그런 관계로 필자도 Yasufuku 상무를 만날 기회가 있었다. 필자가 히로시마대학교의 조교수이었을 때의 일이다.

당시는 대학과 기업의 유착이 비판받고 있을 무렵이었다. 그러던 중 히로시마의 요정에서 회식을 가졌다. '왜 기업인이 대학 사람과 이렇게 만나요? 유착 아닌가요?'라고 물어보았다. Yasufuku 상무는 '유착이 아닙니다. 서로의 이해를 돕기 위해서 이런 모임도 필요합니다. 대학 선생님이 아무리 좋은 연구를 해도, 기업이 없으면 그 연구 결과는 사회에 널리 보급되지 않습니다. 대학과 기업은 사회에서 각자가 업무를 분담하는 겁니다'라는 것이었다. 하긴 아무리 국민을 위하는 연구를 해도 사회로 보급되지 않으면 쓸모없는 학문이 되고 만다. 기업이 대학의 연구 결과를 널리 보급해야 사회에 도움이 된다. 대학도 훌륭한 기업과 협력할 필요성을 느꼈다.

약물은 클로르헥시딘을 선택하였다. 잇솔과 클로르헥시딘을 세트로 상품화했지만 많이 팔리지는 않았다. 지금은 소형 페리오 T-1(Sunstar사 제조) 잇솔만 시판되고 있다.

4. 오리지널 와타나베 전문가 치간세정요법

그 후 히로시마대학교 예방치과에서 오카야마대학교 치과대학 예방치과로 이직하고, 이 잇솔질 방법을 '오카야마대학식 치간부 잇솔질법'이라고 명명하였다. 와타나베 전문가 치간세정요법과 닮은 방법으로는 'Gottlieb 수직법'이나 Ishikawa Jun 선생(홋카이도대학교 명예교수)의 '치아 하나씩 닦기'가 있다. Gottlieb 수직법은 Ishikawa 선생이 일본에 소개하였고 치아 하나씩 닦는 잇솔질법의 시발점이 되었지만, 거기에 관한 문헌은 입수하지 못하였다.

와타나베 전문가 치간세정요법은 치주질환으로 초래된 치아의 동요를 개선할 수 있고, 치은출혈도 멈추어 준다. 입 냄새(구취)도 개선되는 것을 알 수 있었다. 시술을 받으면 치아는 깨끗하게 빛나고 입안이 상쾌하여 기분이 좋아진다. 이렇게 멋진 잇솔질 방법이기 때문에 어떻게든 세상에 널리 알리고 싶었다. TV나 라디오에 출연해서 설명하기도 하고, 신문에 게재하기도 하였다.

굳이 오리지널 와타나베 전문가 치간세정요법이라고 쓴 것은, 뒤에 설명하는 바와 같이 치면세균막 제거를 목적으로 생각해낸 잇솔질 방법이지만, 그 후 20년여의 연구에서 치주질환의 예방과 치료에는 숙주면역을 강화하는 것이 중요하다는 것을 깨닫고 와타나베 치간세정요법도 그 이론에 합치하도록 바꾸어 왔기 때문이다. 오리지널 와타나베 전문가 치간세정요법과 숙주면역강화요법을 도입한 와타나베 전문가 치간세정요법은 이론과 술식에서 분명하게 다르다. 오리지널 와타나베 전문가 치간세정요법에 숙달된 분들에게도 숙주면역강화요법을 도입한 '수정 와타나베 전문가 치간세정요법'의 차이를 알리고 싶다. 그리고 더욱 효과적인 와타나베 치간세정요법을 개발하고 싶다. 치간부의 세균막을 제거하는 것을 주안점으로 하는 오리지널 와타나베 치간세정요법의 구체적인 방법은 다음과 같다.

1) 잇솔모 끝을 순측(입술쪽)과 협측(뺨쪽)에서 치간부에 넣는다

잇솔모 끝을 치아와 치아 사이에 밀어 넣는다. 어떤 방법이라도 좋지만 잇솔모 끝을 치아와 치아 사이에 넣는다. 일반적으로 하악 전치를 닦을 때는 잇솔모 끝을 치아와 잇몸의 경계에 닿게 하고 잇솔모 끝을 치아의 끝쪽(상향)으로 기울인다(그림 3)[4]. 이 각도를 유지한 채 잇솔모 끝이 혀쪽으로 뚫고 나가도록 밀어 넣는다. 그런 다음 잇솔모 끝을 당겨 원래 위치로 되돌린다. 그 이후 또 밀어 넣는다. 이러한 피스톤운동을 한 곳당 10회 정도 반복한다. 밀어 넣는 방향은 모가 심긴 방향으로, 이 각도가

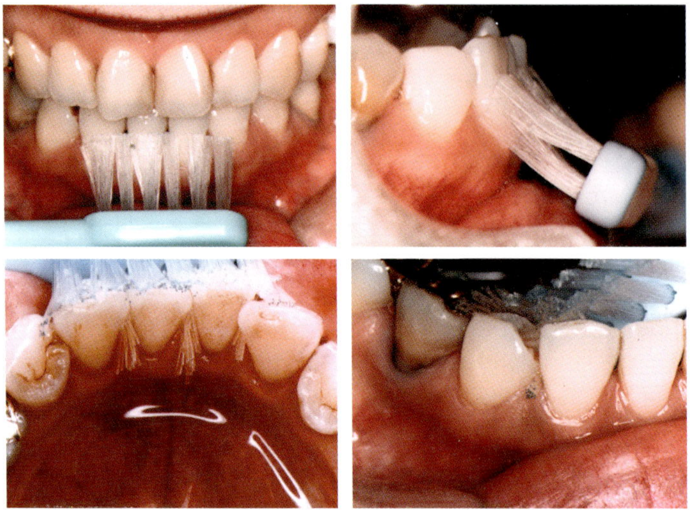

그림 3. 오리지널 와타나베 전문가 치간세정요법[4].
잇솔모 끝을 치아와 잇몸의 경계에 맞추고, 잇솔 끝을 위로 향하게 한다(위). 이 각도를 유지하면서 잇솔 끝을 이쑤시개를 쓰는 것과 같은 요령으로 치아와 치아 사이에 밀어 넣는다(아래). 잇솔 끝이 반대쪽으로 빠져나가는 것을 확인할 수 있으면 잇솔모 끝을 당긴다. 이 피스톤운동을 10회 정도 반복한다.

어긋나면 잇솔모가 빨리 벌어진다.

상악의 전치부 순측은 치경부에 닿은 잇솔모 끝을 치아의 절단연(치아 끝쪽)으로 기울이고, 그 각도를 유지한 채 잇솔모 끝이 구개측으로 나오도록 밀어 넣는다. 기울어진 각도는 다양하므로 임기응변으로 대처한다. 필자도 처음에는 치아 장축에 대해 30° 각도로 하면 좋겠다고 쓰기도 했지만, 항상 그렇게 쉽게 할 수는 없다. 대상에 따라서나 부위에 따라서도 다르다. 와타나베 치간세정요법은 숙련된 전문가가 해야 효과가 제대로 나올 수 있다. 임상은 대상에 따라 각양각색으로 다르기 때문이다.

와타나베 전문가 치간세정요법을 감각적으로 알기 위해서는 다음과 같은 방법으로 하면 알기 쉽다. 오른손으로 잇솔을 잡고 상악 전치부의 치경부에 잇솔의 끝을 닿게 한다(그림 4-a). 잇솔 머리를 교합평면과 평행하게 하고 잇몸에 가깝게 놓는다(그림 4-b). 이때 잇솔 머리가 치은에 닿으면 아프므로 주의해야 한다. 그런 다음 왼손 검지를 잇솔 머리에 대고 잇솔모 끝의 방향으로 밀어 넣는다. 가능한 한 깊게 밀어 넣으면 적절한 양의 잇솔모 다발이 치아 사이에 들어간다(그림 4-c). 밀어 넣는 동작이 끝나면 잇솔모 다발을 당겨 원래 위치로 되돌린다. 잇솔모 끝을 치은에서 일단 떼고 다시 잇솔모 끝의 위치를 정하고, 잇솔 머리를 치은 쪽으로 기울여 왼손 검지로 밀어 넣는다. 이 동작을 4, 5회 반복하면 잇솔모 끝이 치아와 치아 사이에 들어가는 감각을 느낄 수가 있다.

상·하악 모두 순측과 협측을 잇솔질 하려면 잇솔 머리 앞부분과 뒷부분의 솔을 잘 이용하면 효과

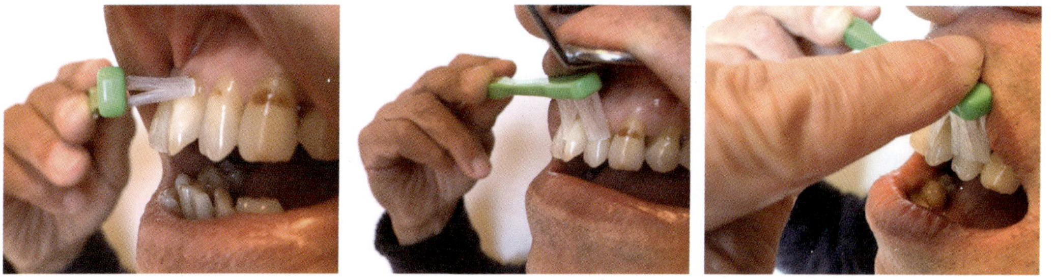

a　　　　b　　　　c

그림 4. 치간부에 잇솔모 끝을 삽입하는 원리.
잇솔모 끝을 치아와 잇몸의 경계에 닿게 하고(**a**), 솔 끝을 절단연(절단 끝) 쪽으로 향하도록 기울인다(**b**). 이 각도를 유지하면서 반대쪽 손가락으로 잇솔 머리를 잇솔 끝이 향하는 방향으로 밀어 넣는다(**c**). 잇솔모 끝이 치간부에 들어가는 것을 느낄 수 있다.

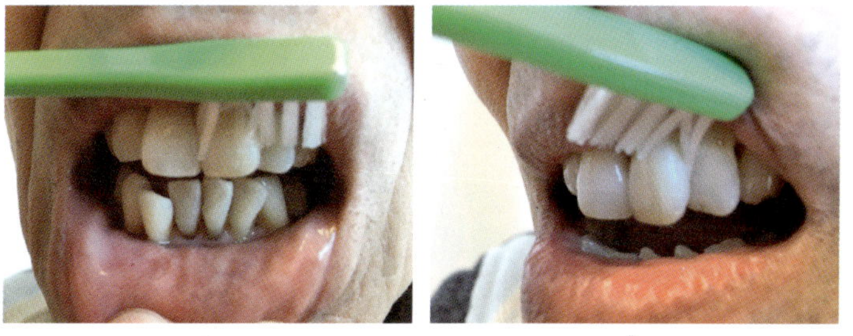

a　　　　b

그림 5. 잇솔 뒤쪽 다발과 앞쪽 다발 사용법.
치아 측면을 닦을 때는 잇솔 머리 뒤쪽 부분의 솔 끝과 앞쪽 부분의 솔 끝을 구분하여 치간부에 들어가기 쉬운 각도를 찾는다. 잇솔 끝이 들어가기 쉬운 각도가 발견되면, 각도를 유지한 채로 피스톤운동을 반복한다. **a**는 잇솔 머리 뒤쪽 부분 끝, **b**는 잇솔 머리 앞쪽 끝을 사용한다.

적이다. 전치부 치아의 근심면을 닦을 때는 잇솔 머리 뒷부분의 솔을 사용하고, 전치부 치아의 원심면을 닦을 때는 잇솔 머리 앞부분의 솔을 사용한다(그림 5). 와타나베 요법으로 협측을 닦을 때는 잇솔 머리 뒷부분의 솔을 사용하면 힘이 충분히 전달되어 잇솔모 끝을 쉽게 삽입할 수 있다. 치간부에 삽입하는 잇솔모의 양도 중요하다. 치간부가 넓은 부위는 삽입하기 쉽다. 잇솔모 한 다발, 두 다발, 네 다발도 치간부에 들어갈 수 있다. 치아 사이 틈이 없는 부위는 어렵지만, 잇솔모 1올 또는 2올이라도 넣도록 한다. 그렇게 하면 치근면 우식(잇뿌리 충치)도 예방할 수 있다.

와타나베 치간세정요법은 치간잇솔과는 달리, 잇솔 1개로 전악의 치간부를 닦을 수 있다. 치간잇솔은 치간이 넓은 부위에는 굵은 치간잇솔을, 좁은 부위에는 가는 치간잇솔을 사용해야 한다. 치간잇솔로 치간부를 닦을 때는 여러 개를 구분하여 사용해야 하고, 또한 치아 가장자리에는 일반 잇솔을 사용해야 한다. 또한 치간잇솔로는 치은(잇몸)에 어느 정도의 자극이 가해지는지 모르기 때문에, 치은 강화의 효과가 어느 정도인지는 아직 알지 못하고 있다. 치간잇솔에 비교하면 와타나베 치간세정요법은 잇솔 하나로 모든 변연치은(가장자리 잇몸)과 치간부 치은에 모두 적용할 수 있으므로 간편하다.

2) 구개측과 설측에서 치간부에 넣는다

구개측과 설측에서 할 때는 잇솔모 앞쪽 다발을 사용한다. 기본적으로는 삽입할 부위를 결정하고, 그곳을 겨냥하여 이쑤시개를 사용하는 요령으로 잇솔모 끝을 밀어 넣는다. 이쑤시개를 구개측이나 설측으로부터 넣으려고 하면 어렵지만, 직각으로 구부리면 삽입하기 쉽다. 잇솔모 끝은 잇솔 머리 손잡이에 직각이므로, 이쑤시개를 직각으로 구부린 상태와 같이 삽입하면 쉽게 삽입할 수 있다(그림 6).

치아 원심면을 닦는 경우와 근심면을 닦는 경우를 고려하여 잇솔 머리를 적절한 각도로 기울이면 잇솔모 끝을 삽입하기 쉽다. 예를 들면, 제1소구치와 제2소구치의 치아 사이의 경우, 제2소구치의 근심면에 잇솔모 끝을 대는 방법과 제1소구치의 원심면에 잇솔모 끝을 대는 방법을 달리하여 시도한다. 잇솔모 끝이 들어가기 쉬운 각도를 발견하면 그 각도로 피스톤운동을 반복한다. 치아면별로 잇솔모 끝이 들어가는 각도가 다르므로 시행착오를 하면서 적절하게 삽입할 각도를 찾는다. 치아와 치아 사이에 넣는 잇솔모의 양은 가능한 한 많을수록 좋다.

먼저 잇솔을 삽입할 치간부를 결정한다. 치간부 공간을 보고서 얼마나 많은 잇솔모를 삽입할 수 있을지 확인한다. 잇솔모 두 다발을 삽입할 수 있다면 잇솔모 앞쪽 두 다발을 목표로 하여 치간부에 대고 잇솔모 끝을 삽입하는 각도를 고안하면서, 잇솔 머리면에 수직으로 힘을 주어 밀어 넣어 주면 잇솔이 뒤집히는 것을 예방할 수 있다. 잇솔모를 충분히 삽입하면, 각도를 유지한 채 피스톤운동을 한다. 1곳당 10회 정도 반복한다. 그렇게 하여 10~15초 정도 자극하면 치은세포가 가장 많이 증식한다.

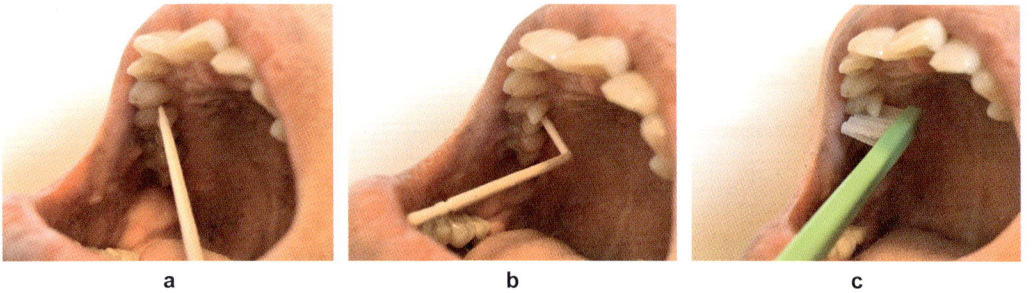

a b c

그림 6. 구개측과 설측에서 잇솔을 대는 방식.
이쑤시개를 구개측에서 사용하는 것은 상당히 어렵다(a). 하지만 이쑤시개를 직각으로 구부려 사용하면 치간부에 삽입하기 쉽다(b). 잇솔대와 잇솔모는 이쑤시개가 직각으로 구부러진 모양이므로(c), 궁리하면 치간부에 삽입할 수 있다.

3) 변연치은(가장자리 치은)

협측과 설측에서 와타나베 치간세정요법으로 변연치은의 치면세균막을 제거할 수 있지만, 치경부에 치면세균막이 남아 있을 수 있다. 치면세균막이 남아 있는 이유는 잇솔모 끝이 그 부위에 닿지 않았다는 증거로서 치은 마사지가 되지 않았기 때문이다. 이때는 스크러빙법 또는 바스법을 사용한다.

4) 잇솔모 끝으로 치면세균막 제거

와타나베 치간세정요법의 치면세균막 제거 효과는 잇솔모 끝이 치아표면에 미끄러짐으로써 얻게 된다. 후에 설명하는 바와 같이 치은 마사지 효과는 잇솔모 끝이 치은에 닿음으로써 얻게 된다. 따라서 와타나베 치간세정요법에서는 잇솔모 끝을 사용하는 것을 염두에 둔다. 잇솔모 옆면은 거의 사용하지 않는다. 이를 위해서는 매번 치간부에서 잇솔모 끝을 빼내는 것이 중요하다. 잇솔모 끝을 충분히 빼내지 않고 피스톤운동을 하면 잇솔모의 옆면으로만 치은을 자극하므로 자극이 충분하게 전해지지 않아서 치면세균막 제거 효과는 물론이거니와 마사지 효과도 적어진다.

5) 피스톤운동

잇솔을 움직일 때 손목보다 팔꿈치를 사용하여 잇솔모 끝으로 피스톤운동을 많이 한다. 치간세정을 한 환자가 많아지다 보니, 건초염에 이환되었다는 치과위생사가 있었다. 팔꿈치를 사용하지 않고 손목만으로 하면 건초염에 이환될 가능성이 더 높아진다.

5. 2줄모 잇솔 개발

이렇게 와타나베 치간세정요법의 원형이 완성되어 갔을 무렵, Shimamura Takumi라는 사람을 만났다. 1984년경이다. 그는 살균력이 있는 물질 분석을 의뢰하기 위해 필자의 연구실에 찾아왔다. 그 연구는 썩 잘되지는 않았지만, 필자는 '오카야마대학식 치간부 세정요법'을 널리 보급하여 주었으면 좋겠다고 부탁했다. Shimamura 씨는 공중구강위생연구회(회장: Oda Shimagoro, 오카야마대학교 명예교수)를 설립하여 지역사회와 기업에 '치간부 세정요법'을 보급하기로 했다. 베네세 코퍼레이션(Benesse Corporation)과 NTT 시코쿠 전력 등에 교섭하여 잇솔질 교육을 하였다.

오카야마현 내의 시읍면(사와자키읍, 기비추오읍, 가미노읍, 가쓰오읍, 나기읍, 아사히읍, 쓰야마시) 등에도 잇솔질 교육을 하러 다니느라 분주해졌다. 그때 Shimamura 씨도 생계를 이어 갈 수입이 있어야 하기에 새로이 고안한 잇솔(현재 V-7 레귤러)을 개발하였다. 기본 개념은 와타나베 치간세정요법을 하기 쉽고 신뢰를 얻기 좋은 잇솔이었다. 재질은 당시 최고의 것으로서 치아와 치아 사이에 넣기 쉬운 잇솔의 간격, 굵기, 길이, 수가 다른 20가지 정도의 잇솔을 시제품으로 제작하여, 예방치과교실원에게 배부하였다. 교실원들이 사용해 본 결과 가장 기분이 좋게 느껴지는 것은 2줄모 잇솔(V-7 잇솔)이었다.

그 당시에 Shimamura 씨로부터 Kusano Yasuhiko 씨[(주)PMJ의 현재 회장]를 소개받았다. Shimamura 씨와 Kusano 씨는 회사를 설립하고 (주)PMJ라고 명명했으며, Kusano 씨가 사장을, Shimamura 씨가 전무를 맡게 되었다. 공중구강위생연구회의 활동은 (주)PMJ가 그대로 이어 갔고 와타나베 치간세정요법의 보급 효과는 예상 밖이었다. (주)PMJ는 와타나베 치간세정요법을 전파하기 위해 치과위생사를 고용하여 지역이나 기업에 나가기로 했다. 치과위생사를 대학에서 훈련하여 기업이나 지역사회 사람들에게 치간세정요법으로 이를 닦으면 입안이 쾌적하게 됨을 알리고 보급하기 위해 회사를 설립하게 된 것이다. 2줄모 잇솔로 와타나베 치간세정요법을 경험하고 2줄모 잇솔의 장점을 알면 잇솔 판매에도 도움이 될 것으로 생각하여 추진하였다.

하지만 훈련받은 치과위생사가 교육을 위해 출장 갈 곳을 좀처럼 찾아볼 수 없었다. 당시에는 여전히 충치치료가 한창일 때라서 일반인은 치주질환에 관심을 두지 않았다. 치주질환 치료에 자신이 있는 치과의사조차 없을 정도였다. (주)PMJ의 경영은 악화되어 파산 직전까지 이르게 되었고, 훈련받은 치과위생사 5명 중에서 3명이 사직하였으며 나머지 2명은 PMJ치과의원에서 고용하였다.

그 후 Shimamura 씨는 PMJ를 떠났고 2줄모 잇솔의 권리는 Kusano 씨가 Shimamura 씨로부터 넘겨받았다. Shimamura 씨는 'SheLove'라는 회사를 새롭게 만들고, 2열 6모 다발로서 잇솔대가 투명한 잇솔(SheLove 2×6)을 만들어 공중구강위생연구회 활동을 계속하고 있었지만, 2015년 8월 암으로 별세했다.

Shimamura 씨 등은 공중위생 활동을 하는 한편, 치과의사회와 치과의원으로 보급 활동을 시행했다. 당시는 일본치과의사회의 평생 연수가 시작된 시기였다. 공교롭게 필자가 일본치과의사회의 평생 연수 강사로 임명되어 4년간 24개 시·도(도·부·현)를 순회하게 되었다. 연수 커리큘럼의 치주질환 예방항목에서 와타나베 전문가 치간세정요법을 소개하였다. 그리고 각 시·도(도·부·현)의 치과의사회 이사 선생님들에게 전문가 잇솔질에 의한 와타나베 치간세정요법을 체험하도록 직접 잇솔질을 해 주었다. 대부분의 선생님들이 '이 치료법은 참 좋네요. 대단히 훌륭합니다'라고 칭찬하였다. 이 시절에는 Sunstar의 'Perio T-1'이라는 1열 잇솔을 사용하였으므로 1열 잇솔 매출이 올랐는지 Sunstar에 물어보았다(PDCA 실천). 치과의사회 이사에 대한 접근의 성공 여부를 알기 위해서였다.

담당자는 '매출이 그렇게 많이 오르는 것 같지는 않네요'라고 하였다. 그 당시 치과의사의 관심은 대부분 충치치료에 꽂혀 있었고, 치과위생사가 치주질환을 담당(스케일링, 치근활택술과 잇솔질 교육)하는 패턴이 정착하고 있었다. 치과의사의 관심이 치주질환보다 충치치료 쪽으로 향하고 있는 것이 전문가 치간세정요법이 보급되지 않는 원인이라고 생각했다.

그러던 가운데 치과위생사는 잇솔질에 대한 관심이 상당했기 때문에, 전문가 치간세정요법 보급 대상을 치과의사에서 치과위생사로 바꾸었다. 치과위생사회에 부탁하여 북륙지방(도야마현, 이시카와현, 후쿠이현)을 대상으로 3~4회 강습회를 개최하였는데 참석한 치과위생사로부터 호평이 상당하였다. 수강한 치과위생사의 의견을 들어 보니, '이 방법은 아주 훌륭하지만, 아무리 좋은 잇솔질 방법이라도 원장이 이해해 주지 않으면 시행할 수 없다'는 목소리가 높았다. 확실히 맞는 말이다. 와타나베 전문가 치간세정요법의 보급에서 보면, 치과위생사를 대상으로 하는 강습회도 효과를 기대할 정도는 아니었다고 할 수 있을 것이다.

오카야마현 치과의사회에서는 신설된 오카야마대학교 치과대학 교수를 차례로 초빙하여 강연회를 열었다. 하지만 치과의사의 관심은 충치치료, 가공의치(브리지), 도재치관(porcelain crown)으로 향하고 있을 때이어서 치주질환의 예방과 치료에 관한 이야기에 관심을 나타내는 비율은 높지 않았다. '예방이 밥 먹여 주나?', '당신들 치과의사의 일감을 줄일 작정인가?'라고 말하는 시대이었다.

같은 시기에 오카야마대학교 의과대학 위생학교실(Aoyama Hideyasu 교수)(역주: 한국의 의과대학 예방의학교실에 해당)에서는 보건소장을 비롯하여 행정담당자와 지역 보건사를 모아서 야간에 주 1회 연구회를 개최하였다. 필자는 그곳에 참가하여 공중보건의 핵심을 공부하게 되었다. 그 연구회에서 와타나베 전문가 치간세정요법의 세미나를 담당했더니, 나다사키읍의 보건사가 '읍에서 이것을 시행해 보자'며 움직이기 시작했다. 3세 아동의 건강진단을 할 때 같이 온 어머니를 대상으로 전문가 치간세정요법을 체험하도록 해 주었다. 이 체험 활동은 호평을 받아서 30년이 지난 지금도 계속되고 있다.

나다사키읍에서 공중보건 활동을 시작한 지 2~3년 되었을 무렵, 오카야마현의 치과의사들로부터 '와타나베 전문가 치간세정요법은 무엇입니까?'라는 문의가 오카야마대학교 치과대학 예방치과교실로 들어왔다. 아마도 환자로부터 와타나베 치간세정요법이라는 명칭을 들은 것이 계기가 된 모양이었다. 다양한 수단을 사용하여 와타나베 치간세정요법을 보급하려고 노력해 왔지만, 치과의사로부터 문의를 받은 것은 처음이었다. 앞서 언급했듯이 이제까지 강연회에서 여러 번 이야기하고 치과의사회 평생 연수에서도 강연하였지만, 치과의사로부터 만족스러운 반응을 듣지 못해 온 것이 사실이다.

하지만 환자 한 명이 '와타나베 치간세정요법'이라는 말을 하자 치과의사가 반응하는 것이었다. 와타나베 치간세정요법을 세상에 보급하려고 할 때 가장 강력한 동료는 치과의사이다. 그러나 치과의사들은 새로운 진료법 도입에는 상당히 소극적이다. '장군을 잡고 싶으면 먼저 말을 잡아라'하고 치과위생사에게 기대했지만, 원장의 이해가 없으면 시행할 수 없었다. 그런데 일반 시민이 와타나베 치간세정요법이라는 단어를 사용하니 치과의사는 행동을 일으켰다. 그렇다면 시민에게 와타나베 치간세정요법이라는 어휘를 알게 하는 것이 보다 효과적일 것이다.

와타나베 치간세정요법 보급을 위하여 보건행정 상부에 직접 부탁하기도 했지만 성과는 거의 없었다. 그런데 서로 업무를 교대하는 보건사는 서로 간에 연결이 강하여 와타나베 치간세정요법의 효과에 대하여 시읍면 단위로 소문이 퍼졌고, 다양한 형태의 보건 활동에 참가하도록 해 주었다. 직장 구강보건관리 분야에서도 보건사의 정보 교환 능력에 힘입어 다양한 기업에 가서 와타나베 전문가 치간세정요법의 보급 활동을 전개하였다. 치주질환이 처음 발생하는 시기는 30세 후반이며 여성보다 남성에게 더 많이 발생하기 때문에 30세 이후의 남성이 많이 있는 기업은 치간세정요법을 보급하는 데에 효과가 날 수 있는 곳이 된다. 그러나 일본 경제의 버블 붕괴와 함께 기업의 실적이 악화됨으로써 직장 구강보건 활동은 약화되고 말았다.

1990년대 후반, 단기 재외연수원[*5]으로서 각국의 치과의료 사정 조사와 아울러 와타나베 전문가 치간세정요법 보급을 겸하여 유럽 각국의 대학과 치과의사회를 방문했다. 치주질환 전문의 교수들과 치과의사회 회장들에게도 전문가 치간세정요법을 체험하도록 잇솔질을 해 주었다. 거의 모든 사람이 '이것은 참 좋은 방법'이라고 말했지만, 대학교수들은 데이터를 요청하였다. 흔들리는 치아와 치은출혈의 개선에 대한 데이터를 이미 가지고 있었기 때문에 바로 보여 줄 수 있었다. 하지만 기초적인 연구는 되어 있지 않았다. 그리하여 유럽에서 돌아와서는 개와 쥐를 사용하여 기초연구를 시작하였다. 그러한 연구 덕분에 와타나베 전문가 치간세정요법을 이용한 잇솔질에서 '숙주면역강화요법'이라는 학설에 도달할 수 있었다. 이 연구 결과를 옛 유럽 친구들에게 보여 주었지만 그들의 관심은 이미 다른 분야로 옮겨져 있었다.

*** 5 재외연수원**

종전 일본 국립대학교에서는 장기 재외연수제도와 단기 재외연수제도라는 외국 연수제도가 있었다. 국립대학교의 교수가 재직 중에 해외의 연구기관에 가서 공부하는 시스템으로, 여비나 체재비를 정부가 지급한다. 장기연수는 규정으로 보면 1~2년간, 단기는 1~2개월간이다. 오카야마대학교에서는 장기의 경우 젊은 교수를, 단기는 주임교수에게 기회를 주고 있다. 외국 대학교의 'sabbatical(연구 휴가)'에 해당한다고 생각하지만, 일본 경제에 거품이 터지면서 사라져 버렸다.

와타나베 전문가 치간세정요법의 보급이 좀처럼 진행되지 않는 가운데, 사회를 바꾸기 위해 어떤 접근법이 효과적인지를 생각해 보았다. 미야자키현 코지마의 '고구마를 씻어 먹는 원숭이'의 사례가 재미있었다. 교토대학교의 영장류연구소가 일본원숭이의 생태를 연구하기 위해 코지마에서 원숭이들에게 먹이를 주고 있었다. 연구원은 매일 코지마 해변에 와서 고구마를 주었다. 일본원숭이 사회에는 서열이 있으며, 우두머리가 대부분 제일 먼저 먹이를 먹는다. 이러한 관습에 익숙하지 않은 어린 원숭이는 먹이에 접근할 기회가 나면 보스 원숭이 몰래 먹이를 훔쳐 먹으려고 했다. 우두머리 원숭이는 자신의 권위를 보여 주기 위하여 관습을 어긴 원숭이를 쫓아낸다. 어느 날 아기 원숭이 한 마리가 우두머리 원숭이에 쫓겨서 고구마를 손에 든 채 바닷속으로 도망쳤다. 그리하여 우연히 바닷물에 잠긴 고구마를 먹었다. 그 이후 그 아기 원숭이는 고구마를 바닷물에 담그고 나서 먹게 되었다. 고구마에 묻은 모래를 씻어내어서 더 맛있었는지, 소금기가 많은 바닷물에 담근 고구마가 맛이 더 있었는지는 확실하지 않지만 경험으로 배운 것은 틀리지 않았다. 그런 행동을 본 또 다른 아기 원숭이가 주운 고구마를 바닷물에 담그고 나서 먹게 되었다. 이렇게 고구마를 바닷물에 담가 씻어 먹는 습성은 아기 원숭이에서 젊은 원숭이로, 암컷 원숭이로 퍼지고 마지막으로는 우두머리 원숭이까지 바닷물에 담가 씻어 먹었다고 한다. 인간의 습성은 고구마를 바닷물에 씻어 먹는 원숭이와 비슷하게 행동이 널리 퍼져나갈 수 있다. 어린이와 젊은이, 여성은 새로운 것을 저항 없이 받아들이지만, 나이가 많은 남성은 좀처럼 변화에 따라가려고 하지 않는다.

쇼펜하우어(Schopenhauer)는 어떤 일이 성공하기 위해서는 세 단계를 거쳐야 한다고 말했다. 제1단계에서는 '비웃고', 제2단계에서는 '반대하고', 제3단계에서는 '동조한다'라고 했다. 와타나베 전문가 치간세정요법도 비웃음을 사기도 하고, 반대에 부딪히기도 하였다. 하지만 모든 사람이 빨리 동조하는 단계에 와서 치간세정요법을 실행하면 평생 자신의 치아로 먹고 살 수 있는 사회가 가까워질 것으로 생각한다.

6. 오카야마대학교 예방치과의 기억

오카야마대학교 치과대학 예방치과는 처음에 치과대학 부속병원에서 초진환자를 진료할 수 없었다. 부속병원 초진 담당과는 보존 1, 2과, 치과보철 1, 2과, 구강외과 1, 2과의 6과가 월요일부터 토요일의 6일간을 분담하고 있었으므로 예방치과가 들어갈 여지가 없었다. 예방치과 개설 초기에는 일이 없어 파리를 날리는 상태에 직면해 있었다. 하는 수 없이 임상 각과의 주임교수를 찾아가서 '환자를 좀 넘겨주세요'라고 부탁하였다. 주임교수 중 몇 명은 쾌히 승낙하여 주어서 어느 정도 환자를 진료할 수 있었다.

예방치과 진료실에서 치주질환 환자를 치료하면 '예방치과는 예방만 하면 되는 거니까 불소를 바르거나 잇솔질을 지도하거나 치석 제거만 하면 된다'는 소리도 들렸다. 초진환자 창구의 임상과에서 반발하는 것은 당연했다. 예방치과는 초진환자를 진찰할 수 없으므로 다른 과로부터 소개된 환자와 환자 자신이 스스로 원할 때만 볼 수 있지 신환을 보는 것은 안 된다고 하였다. 예방치과에서 환자들에게 와타나베 전문가 치간세정요법을 시행해 주었을 때 많은 환자가 감동하였다. 예방치과 환자가 새로운 환자를 소개해 주어 환자 수는 수직으로 상승하였다. 개설 10년경부터 오카야마대학교 치과대학 예방치과의 환자 수와 진료수입은 전국의 대학교 예방치과 진료실 중 늘 정상을 유지하고 있다.

당시에 치주병과의 Murayama 교수와 이야기하면서 깨달은 바가 있었다. Murayama 교수는 일본을 대표하는 학자이다. 이렇게 명망 있는 선생님과 치주질환의 병태나 치료 지침에 대해 여러 차례 토론할 기회가 있었다. 선생님의 이론은 정연하고 발표한 논문도 수, 질 모두 높은 평가를 받고 있으며, 현재의 전 세계 치주치료의 선구자가 되어 있다. 그러나 필자로서는 확실하게 동의하지 못하는 부분이 있었다. 치주병학의 궁극적인 목표는 치주질환을 치료하고 예방하는 것, 즉 치주질환을 없애는 것이다. 그러므로 치주질환에 걸린 치아를 발거하는 단계에서 치주병학은 끝나 버린다. 우식학의 목표도 우식(충치)을 치료하고 우식을 없애는 것이다. 치아를 뽑아 버리면 우식학은 끝나 버린다. 이렇게 질병을 대상으로 한 학문의 사고방식, 즉 병을 치료하는 치과의료에는 무언가가 부족하다고 생각되었다.

예방치과학은 구강질환을 예방하기도 하지만, 제1차 예방으로서 건강 유지·증진도 중요한 목표이다(그림 7). 질병뿐만 아니라 건강도 학문의 대상으로 하는 것이 예방치과학(구강보건학, 구강위생학)의 관점, 즉 건강증진의 치과의료이다. 치주병학, 우식학 모두 질병을 치료하고 예방하면서 예방을 중심테마로 하고 있지만 거기서 얻은 지식과 기술을 활용하여 사람들의 건강 유지·증진에 기여하는 것이 '구강보건학'이다.

건강증진을 위한 치과의료를 실천하려면 '건강 유지·증진이란 무엇인가?'를 고려해야 한다. 건강이란 '육체적, 정신적, 사회적으로 양호한 상태이며 단순히 질병이나 허약한 상태가 없다는 것은 아니다(WHO 헌장).' 육체적으로 양호한 상태에 대해서는 의료관계자들이 힘껏 노력해 왔지만, 정신적, 사회적으로 양호한 상태로 하는 데에 대해서는 경시해 온 이유가 있다. 정신적으로 양호한 상태란 무엇일까? 많은 사람은 스트레스가 없고 표정이 온화한 상태를 정신적으로 양호한 상태라고 말하며, 사회적으로 양호한 상태란 사람들 간에 커뮤니케이션이 잘 되고 경제적으로도 생활이 안정된 상태라고 말한다. 이와 같이 생각하면 건강을 유지하고 증진하려면 의료관계자뿐만 아니라 다양한 직업의

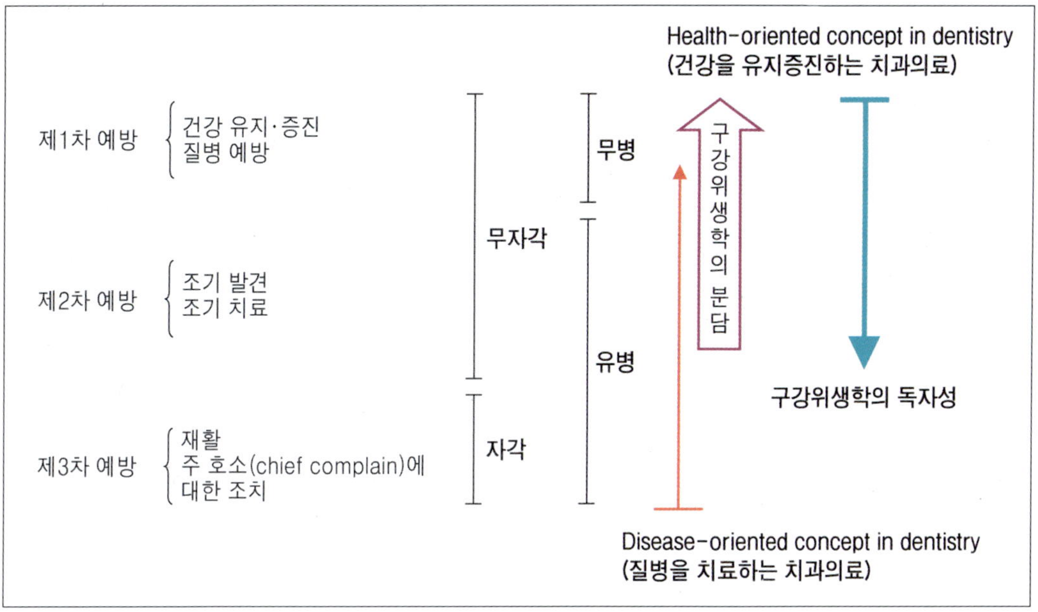

그림 7. 질병의 자연사.
일반적으로 질병을 자각한 환자가 의료기관을 방문하지만, 그것보다 2차 예방으로서 조기에 질병을 발견하고 치료하는 것을 학교검진, 기업검진에서 시행하고 있다. 그래도 질병에 걸려 버리는 사람이 많아 처음부터 질병에 걸리지 않도록 하려고 생각했다. 이것은 제1차 예방에서 백신과 불소의 이용이다. 그러나 이러한 사고방식도 하나의 질병을 대상으로 하고 있다. 그것과는 달리, 건강을 발상의 원점으로 하고, 사람들의 건강을 유지·증진하기 위해서 치과의사·치과위생사로서 무엇을 할 수 있는지를 생각한다. 이러한 연고로 구강보건학, 구강위생학이 가장 뛰어난 분야이다(역주: '구강위생학'은 일본에서 '구강보건학'과 같은 의미로 사용하고 있다).

사람들과 협력해야 할 필요가 있다.

현실 문제로서 건강 유지는 지금 스스로 건강하다고 느끼고 있는 상태를 유지하면 된다. 그것을 증진하려면 어떻게 하면 좋을까. 먼 미래에도 현재의 건강상태를 유지할 수 있다면 건강증진이라고 할 수 있다. 젊은 사람은 그렇게 느끼지 않는다고 생각하지만, 나이가 들면 체력, 정신력이나 사회적 쇠퇴를 느낄 수밖에 없다. 게다가 죽음은 확실히 다가온다. 그런 의미에서 '건강하고 아름다운 노인'을 꿈꾸며 건강증진을 계획하는 것이 좋겠다. 구강보건학은 사람들이 아름답고 건강하게 늙은 것을 염두에 두고, 치과의사 또는 치과위생사로서 무엇을 할 수 있는지를 생각하는 학문이라고 생각한다. 사람들의 건강을 유지·증진하는 데는 진료실만이 활동 장소가 아니다. 학교, 기업, 지역도 의료진의 활동 거점이 된다.

지금까지의 치과의료는 '기다림'의 의료였다. 치과의원에서 환자가 오기를 기다리고 있다가 환자가 오면 질병을 찾아 치료한다. 질병이 나으면 보건교육을 하는 것이 일반적이었다. 이른바 질병을 치료하는 치과의료이다. 하지만 환자는 어떤 사람일까? 스스로 입안에 질병이 난 것을 알아차리고 치과의원을 방문하는 사람이다. 입안에 질병이 났어도 깨닫지 못한 사람은 치과의원에 오지 않으므로 환자가 될 수 없다. 또한 질병이 났다는 것을 알고 있더라도 시간이 없거나 돈이 없는 사람도 치과병·의원에 들르지 않는다. 따라서 환자라 함은 질병이 났다는 것을 알고, 사회적, 경제적으로 여유가 있는 사람으로서 그 해결을 치과의원에 요구하는 사람에 한정된다. 이 조건을 만족하지 않는 사람은 질병이 난 사람이라도 치과의 환자가 되지 않는다. 치과병·의원에서 진료받는 환자는 입안에 질병이 난 사람 모두가 아니다.

그래서 환자가 내원하기를 기다리는 것만으로는 모두가 평생 자신의 치아로 음식을 먹고 살 수 있는 사회가 실현되지 않는다. 지금까지의 '기다림'의 의료에서 적극적으로 밖으로 나가는 의료를 해야 한다. 이것은 제2차 예방일 것이다(그림 7). 조기 발견, 조기 치료이며, 학교 치과 검진 및 기업 건강진단이 이에 해당한다.

조기 발견, 조기 치료를 목표로 검진하여도 방문한 치과의원에서 치아를 뽑아 버리면 더 이상 치료할 치아가 없어진다. 브리지와 틀니 등의 보철장치[*6]가 있지만, 브리지로 하면 교합력과 교합접촉면적이 자연치아의 80%밖에 되지 않는다(표 1, 2쪽). 또한 치아 1개가 결손되어 브리지로 보철한 경우는 치아 2개로 치아 3개가 감당해야 할 교합력을 부담하게 되므로, 지대치에는 숫자상 1.5배의 부하가 걸려 버린다. 1.5배의 하중이 자연치아의 부담 허용 범위 내에 있는지 확실하지 않지만, 브리지를 지지하는 치아에 대한 부담이 커지고, 그럼으로써 브리지를 지탱하는 치아에 동요가 발생할 가능성이 크다. 일반적으로 브리지의 평균 수명은 8년이라고도 한다(표 5)[5]. 자연치아와 비교하면 수명이 짧은 것이 분명하다.

*** 6 보철장치(인공치)**

브리지나 틀니로 치아가 없는 부분을 보충해도 자연치아와 같은 정도로 맞물리는 힘(교합력)과 교합면이 접촉하는 면적(교합접촉면적)은 얻을 수 없다(표 4). 왜 인공치아에서는 기능회복을 완전히 할 수 없을까? 그 대답은 치아의 맹출 시기까지 거슬러 올라간다. 치관이 완성되면 그 형태로 치아가 성장한다. 치근 성장에 따라 치아 크기는 증가하지만, 상·하악 치아가 접촉할 무렵이 되면 상하좌우, 전후의 힘을 받아 균형이 잡힌 위치에서 굳어지고 치조골도 완성된다. 그에 반해 금속관이나 브리지는 평균적인 해부학적 형태로 만들어지고 치과기공사나 치과기공소가 선호하는 형태로 제작되는 경우가 많아서 환자 개인의 본래 치아와는 다른 형태가 된다. 또한 근원심과 협설의 치축경사를 회복할 수 없다.

금속관을 장착하기 직전과 직후에 Prescale이라는 교합지를 이용하여, 교합력과 교합접촉면적을 조사해 보면, 두 가지 모두 장착 직후가 직전보다 감소한다(표 4). 금속관이 극단적으로 낮게 장착된 경우, 인공치관이 교합되지 않아 기능하지 않기 때문에 장착 전·후로 차이는 나오지 않을 것이다. 너무 높으면 다른 치아가 접촉하지 않아 Prescale의 값이 낮아진다. 그 때문에 금속관을 장착한 직후에는, 장착 직전보다 Prescale 값이 낮아질 것이다. 3개월 정도 지나면 인공치관에 순응하여 교합력과 교합접촉면적이 조금 회복되지만, 여전히 자연치아에는 미치지 못한다.

표 4. 보철치료의 전·후 비교[2)]

		치료 직전	치료 직후
주조관	교합압(Mpa)	30.2±4.4	29.8±5.4
(N=42)	교합력(N)	354.5±222.5	333.2±234.1
	교합접촉면적(mm^2)	11.6±6.6	11.0±6.8
브리지	교합압	32.1±6.5	30.3±5.1
(N=28)	교합력	333.4±215.1	323.8±236.3
	교합접촉면적	10.4±6.0	10.6±7.1
부분의치	교합압	34.9±11.4	31.8±8.1
(N=15)	교합력	137.6±139.3	140.5±126.4
	교합접촉면적	4.8±4.9	4.9±4.3

부분의치를 제외하고, 주조관도 브리지도 장착 전보다 장착 후에 교합력과 교합접촉면적이 감소하고 있다. 적응에 의해 어느 정도 회복되지만, 자연치열에 비교하면 브리지에서는 80% 정도밖에 회복하지 못한다.

표 5. 수복물의 수명[5)]

수복물의 종류	표본수(%)	평균 유지연수(범위)
콤퍼짓 레진	433(13.4)	5.2±3.4(0.2~20)
인레이	731(22.7)	5.4±3.8(0.1~30)
자켓크라운	141(4.4)	5.9±5.7(0.1~25)
주조관	562(17.5)	7.1±5.2(0.1~55)
아말감	741(23.0)	7.4±4.8(0.1~35)
도재 소재 주조관	59(1.8)	8.0±3.7(0.3~15)
브리지	173(5.4)	8.0±6.8(0.1~40)
대환금속관(open crown)	187(5.8)	12.7±7.7(2.0~40)
기타	193(6.0)	
총수	**3,220**	**6.9±5.3(0.1~55)**

그리고 브리지를 떼어낸 후, 지대치를 포함한 치아 3개분의 부분의치를 해 넣었다고 해도 그 수명이 7~8년에 불과하다. 부분의치를 넣을 때, 걸쇠(clasp)라고 하는 치아에 걸리는 장치로 움직이지 않게 하지만, 걸린 치아에 너무 힘이 많이 걸려서 그 치아가 움직이기 시작하면 다음은 치아 4개분에서 5개분의 부분의치가 되고 만다. 이것을 반복하면 마지막은 전치부만 남게 되고, 하악 전치가 상악 전치를 밀어 올려 동요를 일으킨다. 그리고 총의치로 진행된다. 1개의 치아를 뽑는 것은 총의치로

가는 길의 시작이라고 해도 과언이 아니므로, 치아는 가능한 한 남겨 두어야 한다.

이야기를 치주질환으로 돌려 보자. 당시에 학교의 치과 검진이라고 하면 충치 검진이었다. 거기서 필자는 중학생의 치은염에도 주목하여 치료 권고를 내도록 자문하였다. 거기에 협력해 준 학교 치과의 선생이 치료 권고를 내고 중학생이 그 권고서를 가지고 치과의원에 가면, 충치치료 권고에는 치료가 이루어져 치료 완료 도장이 찍혀 있었지만 치은염 치료 권고에는 아무것도 기록되지 않고 반환되었다. 즉, 당시에는 치은염이라는 생각이 일반화되지 않았던 것이다. 또 치료법도 치석 제거가 일반적이며, 치석이 붙지 않은 증례에서는 아무것도 할 수 없었다.

당시 와타나베 치간세정요법에 대해서 치료지침서가 아직 발행되지 않아 널리 보급되지 못하고 있었다. 이후에 와타나베 치간세정요법 보급에 선봉으로 나선 곳은 Kurose Mayumi 선생의 PMJ치과이다. 오카야마대학교 치과대학 예방치과의 진료 형태를 그대로 도입한 치과의원이다. 개업한 이상 와타나베 치간세정요법으로 건강한 치아가 보존되어 음식물 저작 섭취가 가능함을 나타내야 한다. Kurose 선생도 '고생이 많았죠'라고 이야기한 적이 있다. 그러나 지금은 와타나베 치간세정요법 보급 활동의 선두에 서 있다.

Coffee Break

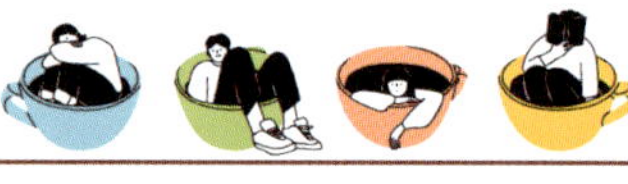

과학에 대해서 Komuro Naoki(경제학, 법학, 사회학자, 평론가)는 저서 "나의 지적생산의 기술"(고단샤) 중에서 '① 과학은 이론과 실증의 통합이다. ② 이론은 완전한 이론이어야 한다. ③ 실증이란 완전한 실증계획법을 수반한 실증이다'라고 적고 있지만, 무슨 말인지 잘 모르겠다. 사실을 바탕으로 논리를 세워서 얻은 결론은 비판에 견딜 수 있는 이론이어야 하고, 실증을 수반하는 것이어야 한다. 숙주면역강화요법으로서 와타나베 전문가 치간세정요법은 이론과 실증이 통합되었다고 생각한다. 학문과 상관없이 KKD(경험, 직관, 담대함)에서 진행하는 것과는 조금 다르다.

대학에서는 많은 연구자가 연구에 몰두하고 있지만 왜 그러한 연구를 수행하는지 이해하기 어려울 때가 있다. Fukuzawa Yukichi가 "학문의 장려"에서 '활용 없는 학문은 무학(無學)과 같다'라고 적은 것처럼 과학자는 자신이 하는 연구가 사람들의 생활을 풍요롭게 한다는 신념이 없으면 안 된다. 논문을 많이 발표하는 것은 중요하지만, 그것이 사람들의 삶을 풍요롭게 한다는 확신을 가지면 좋겠다.

제 2 장 와타나베 전문가 치간세정요법의 근거

1. 임상 기준에서 평가

1) 치아동요와 와타나베 전문가 치간세정요법

와타나베 전문가 치간세정요법을 '오카야마대학식 치간부 잇솔질법'이라고 불렀을 때, 한 환자로부터 '선생님, 딱딱한 것을 씹을 수 있게 되었어요'라는 말을 들었다. 학생 시절 '치주질환은 낫지 않는다, 진행을 멈출 뿐'이라고 배웠으므로 환자의 말을 귀담아듣지 않았는데, 다른 환자로부터 '콩을 씹을 수 있게 되었어요', '고기를 먹을 수 있게 되었어요'라는 말을 들었다. 몇몇 환자로부터 음식을 씹을 수 있게 되었다는 말을 듣게 되니, '어쩌면 치주질환도 치료가 될지 모르겠다'는 생각이 들기 시작했다.

딱딱한 것을 씹을 수 있다는 것은 치아가 단단해졌기 때문일 것이다. 그것을 확인하기 위해 치아의 동요도를 측정해 보기로 했다. 당시는 핀셋(cotton plier)을 사용하여 동요도를 1, 2, 3으로 표시하고 있었다. 동요도 1은 '약간 동요가 인정됨'(입술쪽을 향해 1mm 정도의 동요가 인정됨), 동요도 3은 '치축을 따라 상·하로 움직이는 것이 확인됨' 혹은 '동요가 심하여 보존 불가능'이다. 동요도 1과 동요도 3의 중간은 동요도 2로 판정했다. 와타나베 전문가 치간세정요법의 시행 전·후로 관찰하면 동요도는 확실히 개선되고 있었다. '이거 대단한데!'라고 생각했다.

치주질환 전문 교수에게 그 데이터를 가져갔다. 과학자로서 자인하고 있는 그는 '그것은 증례야. 1만 사례 중 1개만으로 증례 보고는 할 수 있지만 그것은 과학이 아니네'라고 말했다. 과학은 자연계의 보편성을 추구하며, 가끔 일어났다는 증례에 대해서는 전혀 인정하지 않는다. 임상에서 흔들리는 치아의 개선에 관여하는 것은 와타나베 치간세정요법뿐만 아니라 다양한 요인이 복잡하게 얽혀 있다. 따라서 몇몇 사례에서 치아동요도가 개선되었다 해도 그 결과가 와타나베 치간세정요법만으로 개선되었다고는 절대로 이야기할 수 없다.

그래서 증례를 늘려 검토해 보았는데, 모든 사례에서 치아의 동요가 분명히 개선되고 있었다. 이것으로 통계학에서 설명하는 제1종 오류(실제는 와타나베 치간세정요법 시행 전·후의 차이가 없

표 6. 와타나베 치간세정요법에 의한 동요도의 개선[6)]

	평균치 ± 표준편차(g)	개선율(%)
초진 시	101±66	−
2주 후	141±65	74
4주 후	147±66	78
8주 후	157±85	85

평균 101g의 부하로 동요가 확인되었지만, 와타나베법으로 전문가 치간세정요법을 2주간 시행한 후에 측정한 결과, 평균 141g으로 부하를 주어야만 동요가 일어남이 확인되어서, 개선율은 74%로 산출되었다.

는데 차이가 있다고 잘못 결론을 내릴 확률) 가능성을 낮출 수 있었다. 그 결과를 자랑하고 싶어서 다시 방문하니 교수는 'Watanabe 군, 핀셋으로 한 측정은 주관이 들어가 버린다네. 주관이 들어가면 과학이라고 할 수 없어'라고 말했다. 사실 맞는 말이다. 그래서 Sunstar사에 부탁하여 스트레인 게이지(strain guage, 힘의 강도를 측정하는 기계)를 개량하여 동요도 측정기를 만들었다. 동요도 측정기로 1개의 치아에 얼마나 많이 힘을 주면 치아에 동요가 일어나는지를 측정한 결과, 와타나베 치간세정요법으로 2주간 계속하여 이를 닦은 후에 동요치 중 74%가 개선되었다(표 6). 그리고 8주 후에도 더욱 개선되고 있었다.

일반적으로 동요치는 발치하는 경우가 많지만, 와타나베 치간세정요법을 시행하여 2주 정도 지나면 동요도의 개선이 나타나기 때문에 2주간 와타나베 치간세정요법을 시행하고 나서 발치할지 어떨지를 결정한다. 발치로 구강기능이 회복될 것으로 생각되는 경우만 발치하기로 제한해야 한다. 치아가 흔들려도 치은출혈도 없고 배농도 없으며 그 외의 염증 증상이 없으면 치아를 보존하는 쪽이 구강기능을 향상할 수 있다. 왜냐하면 교합력과 교합접촉면적은 자연치아의 수에 비례하므로(표 8, 48쪽), 발치로 치아 수가 줄어들면 교합력과 교합접촉면적은 명백히 감소하여 보철물로는 회복하기 어렵기 때문이다(표 1, 2쪽).

2) 구취 치료와 와타나베 전문가 치간세정요법

1, 2년 계속 관리하고 있던 환자의 차트에서 주소(chief complaint)를 다시 보니, 구취(입 냄새)가 고민이 되는 것에 주목하게 되었다. 와타나베 치간세정요법에만 관심이 꽂혀 있어 구취는 별로 의식하지 않았다. '구취는 어떻습니까?'라고 물어보면, '구취가 이제 없어졌어요'라고 대답하여 주었다. 와타나베 치간세정요법으로 구취가 나은 것이다.

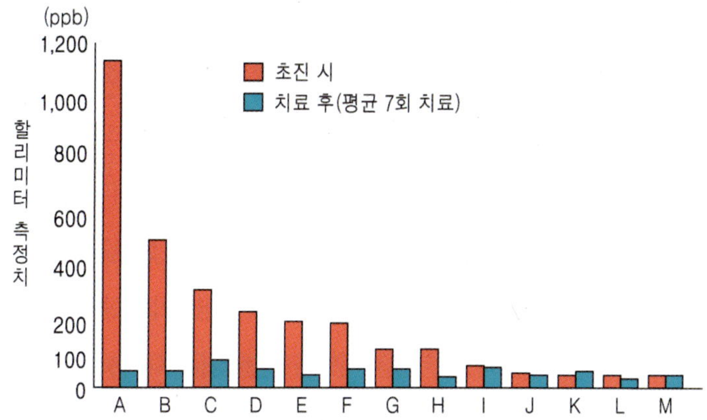

그림 8. 와타나베 치간세정요법에 의한 구취 개선[7].
와타나베 치간세정요법을 중심으로 7회 치료하여 구취가 좋아지는 것으로 나타났다.

그림 8은 환자의 구취를 측정한 그래프이다[7]. A는 초진할 때 할리미터 구취측정기로 측정한 결과 1,200ppb(parts per billion: 10억분의 1)의 값을 나타내고 있었지만, 와타나베 치간세정요법을 7회 시행했을 때 할리미터 값은 50ppb 이하가 되었다. 일반적으로 할리미터 측정치가 100ppb 이상이 되면 인간은 구취를 느끼는 것으로 보인다. A는 구취가 치유된 것이다. 또한 B부터 H까지는 구취가 없어졌다(I부터 M까지는 원래부터 타인이 느끼는 구취는 없었다).

일반적으로 구취치료는 대개 잇솔질 이외에도 혀의 표면을 깨끗이 닦고 살균제로 입가심하는 치료법이 권장되고 있다. 특히 설면세균막(tongue plaque, 혀 표면에 허옇게 부착된 것)을 제거하는 것이 중요하다고 한다. 종래부터 구취의 원인은 부패균이 내는 가스라고 생각하고, 철저한 잇솔질과 혓솔질이 효과가 있다고 한다. 그러나 혓솔질로 세균의 양이 감소하여 구취가 사라지는 것으로는 볼 수 없다. 그뿐만 아니라 부패균이 증식하려면 고농도의 단백질이 필요하다. 식품 1g에 10^7~10^8개의 부패균이 부착되면 부패가 시작된다고 한다. 설배(혀 등쪽)에 그 정도의 음식물 찌꺼기가 있다고는 생각할 수 없고, 혀에 부패균이 정착한다고도 생각되지 않는다. 와타나베 치간세정요법에서는 혓솔질은 시행하지 않지만, 구취가 개선됨을 알 수 있었다. 설면세균막을 제거하지 않았는데도 어찌하여 구취가 개선되었는지 그 이유가 의문이다.

필자는 구취가 일어나는 데에는 세균 이외의 요인이 있다고 추측한다. 그러한 요인 중의 하나는 백혈구이다. 치주질환을 가진 사람은 치주낭 침출액에 백혈구가 많이 나온다. 치주낭 내의 백혈구는 화농성균 등을 탐식하고 입안에 퍼져 협점막(뺨 점막)이나 치은, 구개, 혀에 부착하지만, 혀 이외의 조직은 반질반질하므로 백혈구가 부착되어도 타액에 의해 씻겨 흘러나온다. 그러나 설배에 있는 백혈구는 설유두에서 움푹 파인 곳에 들어가면 쉽게 씻어져 흘러나오지 않는다. 백혈구의 수명은 2, 3일 정도로 짧아서 곧바로 녹아 버리므로 백혈구 자신의 성분과 탐식된 세균 성분이 설배에 축적된다. 이것을 구취의 원인이라고 생각하면, 설면세균막을 제거하면 구취가 치료된다는 현상을 이해할 수 있다.

한편 와타나베 치간세정요법에 의해서 치은출혈이 완치되면 당연히 백혈구의 유출도 감소한다. 또한 치주질환 원인균으로 대표되는 세균이 살아가는 데에는 혈액의 영양이 필요하므로 치은출혈이 정지되면 세균의 영양이 끊기게 된다. 결과적으로 치주낭 속의 세균총(세균군집)이 바뀌어서 화농성균의 세력이 작아지고 동시에 백혈구의 유출도 감소한다. 그 결과 설배를 닦지 않아도 구취가 치료된다고 생각된다. 실제로 와타나베 치간세정요법을 시행하면 설면세균막이 없어져 가는 것을 경험할 수 있다.

와타나베 치간세정요법에 의해 구취가 치료되는 것은 백혈구의 감소로 설명할 수 있다고 생각한다. 다음의 설명은 아직 가설이며 검증되지 않았다. 백혈구는 자체 내에 활성산소와 그 대사산물을 함유하고 있으며 휘발성 황화물질을 방출한다. 치은열구 삼출액에는 백혈구가 들어 있으며 염증이 강해지면 백혈구 수가 증가한다. 치은열구에서 나온 백혈구는 타액에 섞여서 표면이 거친 설배에 쌓인다. 백혈구의 수명이 다되면 백혈구 세포 내의 휘발성 황화물질이 녹아 나오고 구취를 일으킬 수 있다. 이와 같이 생각하면, 설배를 잇솔로 닦으면 구취가 줄어드는 것을 이해할 수 있다. 와타나베 치간세정요법을 시행하면 치은출혈이 치유되고 치주낭의 궤양이 치료된다. 그렇게 하면 당연히 백혈구의 누출도 적게 된다. 와타나베 치간세정요법에 의해 구취가 치료되는 이유가 여기에 있다고 생각한다.

3) 임신부의 치은출혈과 끽연

와타나베 치간세정요법이 임상적으로 아주 우수하게 효과를 나타내는 점은 치은출혈이 1~2주 만에 없어질 수 있다는 것이다. 치주질환을 심하게 앓고 있는 임신부는 저체중 아동 출산과 조기 출산이 많다고 알려져 있다. 오카야마대학교 치과대학 예방치과의 조사에서는 치은출혈이 치료된 임신부와 치은출혈이 치료되지 않은 임신부에서 태어난 아기를 비교한 결과, 치은출혈이 치료된 임신부에서 태어난 아기는 미치료 임신부 아기보다 체중이 220g 더 무겁고(2,997g과 2,777g), 대퇴골 길이가 1mm 더 긴 것으로(69.7mm와 68.6mm) 밝혀졌다.

임신부의 치은출혈이 치유됨으로써 태아의 발육이 촉진되어 임신부에서도 와타나베 치간세정요법의 효과가 인정되었다고 추정된다. 와타나베 치간세정요법으로 치은출혈이 치료된 임신부는 임신부 건강진단에서 치은출혈이 있다고 지적되어 치료하러 온 사람으로서, 치주조직이 건강한 임신부와 비교하면 출생아의 평균 체중은 평균보다 조금 가벼웠다. 이러한 점들을 고려할 필요가 있다. 덧붙여서 와타나베 치간세정요법으로 치은출혈이 낫지 않은 임신부는 와타나베 치간세정요법의 필요성과 효과에 대한 동기부여에 실패한 증례가 많다. 태아의 정상적인 발달을 도모하기 위해서는 임신부의 치은출혈을 개선하는 것이 중요하다.

또한 흡연도 태아에 미치는 영향이 지적되고 있다. 임신 중에 담배를 피우는 엄마로부터 태어난 아기는 담배를 피우지 않는 엄마의 아기와 비교하여 체중이 평균 130g(3,096g과 2,959g) 적다고 보고되었다. 임신 초기에 금연한 엄마로부터 태어난 아기의 평균 체중은 3,068g이었다고 보고되었다(에코틸 조사 2016년, 환경성, 야마나시대학교 Suzuki Kohta 교수).

치은출혈 시 220g, 흡연 시 130g 태아의 체중이 적었다는 것을 단순히 비교할 수는 없지만, 태아의 정상적인 발육에는 금연 못지않게 치은출혈을 치료하는 것도 효과가 크다고 생각된다. 치은출혈 부위에는 궤양이 발생하고 있으므로 그것이 전신에 영향을 미친 것으로 생각된다. 임신부 건강진단 등에서는 이 점을 주목하여 치은출혈 여부를 검사하고, 거기에 따른 조치를 시행한다면 한층 더 건강한 아기가 태어날 수 있을 것으로 기대한다.

Coffee Break

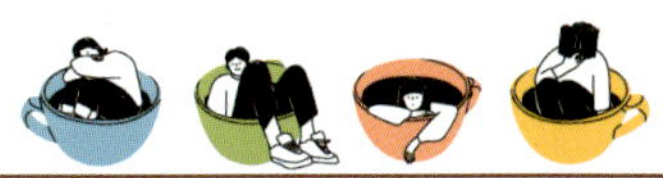

치주질환이 낫는다는 것은 어떤 상태로 되는 것이 좋을까? 일반적으로 급성염증의 결과는 치유되거나 만성화되거나 사망하는 것이다. 치유는 원래 상태로 돌아가는 것을 말하고, 만성화란 어느 정도 완화되지만 치유되지 않은 채 경과하는 것이다. 치은염 정도라면 치유도 있을 수 있지만, 어태치먼트(attachment, 부착치은) 손실이 일어난 치주질환에서는 원래 상태로 돌아갈 수는 없다. 아주 잘 치료되어도 긴 상피부착 상태로서 치주낭의 깊이가 줄어드는 정도로 개선되는 정도이다.

치주조직재생요법(GTR)은 치주조직의 재생을 기대하여 고안되었지만 기대하였던 정도의 효과는 얻지 못했다. 따라서 현재로서는 만성염증 증상을 없애고 긴 부착상피 상태를 유지하는 것이 치주치료의 목표가 되고 있다. 치은출혈, 부종 및 통증이 없고 어태치먼트 레벨(attachment level, 부착치은 수준)이 유지되면, 현재로서는 치유되었다고 생각할 수밖에 없다. 염증 증상이 없어지면 치아에 동요가 있을지라도 고정하면 브리지나 부분의치보다 저작 능력이 더 우수하게 발휘될 수 있다.

2. 동물실험

1) 실험적 치은염과 결순환

Theilade 등이 임신부를 대상으로 한 실험적 치은염의 결과(그림 2, 12쪽)는 현재의 치주질환 병인론의 출발점이 되었다.

그들의 실험을 재확인하기 위하여 몇몇 학생에게 부탁하여 실험적 치은염을 추시(남이 실험한 결과를 그대로 해 보고 확인함)해 보았다. 잇솔질을 철저히 하고 치면세균막과 치석을 제거하여 임상적인 치은염을 치료한 후 2주 동안 잇솔질을 중단해 보았다. 그러나 좀처럼 그림 2(12쪽)와 같은 깨끗한 결과를 얻지 못했다. 잇솔질을 2주간 중지하는 것만으로 치은염이 일어나는 일은 얼마 되지 않았다. 질병 발생에는 개인차가 클 수도 있다. 실험대상이 일본인 학생이어서 Theilade 등의 실험결과와 차이가 있었을지도 모르겠다. 질병에 대한 개인의 저항력 차이도 고려하지 못했다고 생각했다. 따라서 그림 2와 같이 시간이 지남에 따라 치은염이 증가하는 현상을 보려면, 실험대상 표본의 균질성이 상당히 요구된다고 생각한다. Theilade 이외의 다른 연구기관에서 유사한 연구 결과가 나오지 않는 것도 이해가 된다(관련의 일치성).

또한 학생 8명에게 부탁하여 시행한 임상시험에서도 치주질환은 치면세균막과 치석을 제거하는 것만으로는 낫지 않음을 나타내고 있다(표 7)[8]. 그 이전에 어떤 학생이 '잇솔질을 멈추면 치은염이 일어나고 잇솔질을 다시 하면 치은염이 낫는다. 그래서 잇솔질을 하면 치은염은 예방할 수 있다'라고 시험 답안에 써 놓았던 것(44쪽)도 염두에 두었다. Socransky의 파열설(破裂說)(그림 9)에서도 보이는 바와 같이, 치주질환과 치은염은 신체의 저항력이 떨어졌을 때 악화한다고 생각하면 명쾌하게 설명이 된다[9]. 치주치료에 원인제거요법뿐만 아니라 숙주의 저항성과 관련성을 도입하고 검증[*7]해야 한다.

표 7. 잇솔질과 치면세균막 및 치석 제거의 비교[8] (증상자 수/전체 표본수)

증상	손가락으로 마사지	치면세균막과 치석 제거	치간세정요법으로 잇솔질	치간세정요법, 치면세균막, 치석 제거 병행
잇솔질 할 때 통증	6/8	5/8	0/8	0/8
치은출혈	8/8	4/8	1/8	0/8

손가락 마사지는 잇솔질을 할 때 느껴지는 통증과 치은출혈에는 거의 효과가 없었다. 치과의사가 10일간 매일 치면세균막과 치석을 제거해도 절반 이상의 학생에서 치은출혈과 잇솔질 통증이 그대로 있었다. 와타나베 치간세정요법으로 잇솔질만 하거나 잇솔질과 치면세균막 및 치석 제거를 병행한 경우 모두 잇솔질 통증과 치은출혈이 감소되었다. 치주질환 개선에는 치면세균막과 치석 제거 이외의 방법(치은 강화)을 중시해야 한다.

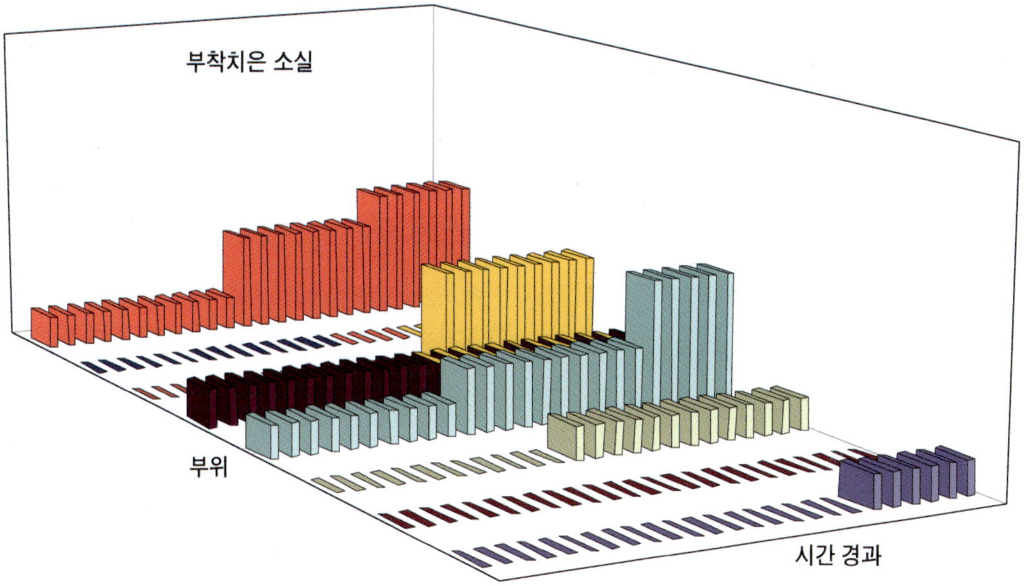

그림 9. 치주질환 진행 모식도[9].

치주질환의 진행은 어느 시점에 특정 부위에서 급격히 악화된다고 한다. 악화되었을 때 세균의 양이 급격히 증가하거나 나쁜 독소가 급격하게 생산되었다고 생각하기 어렵다. 오히려 감기에 걸리거나 피로가 겹쳐 몸의 저항력이 떨어졌기 때문에 악화되었다고 생각하면 이해가 쉽다. 즉, 치주질환의 진행은 숙주의 저항력을 반영하는 것으로 보인다.

화제를 바꾸어 보자. 의학 분야에서 신약을 개발할 때 시험관 내에서 효용을 확인한 다음 동물실험을 시행하여 약이 언제 어디서 흡수되어 어디에 모이는지, 어디에서 체외로 나가는지를 조사한다. 그 이후 얼마나 투여하면 부작용이 나타나는지, 부작용이 나타나지 않고 효과가 나오려면 어느 정도의 양이 필요한지를 알고 난 다음 단계에서 인체실험을 진행한다. 인체실험은 다음 절차에 따

*** 7 검증**

역학에서는 가설의 설정부터 검증이라는 단계를 밟아 하나의 연구가 끝난다. 가설의 설정에는 기술역학이라는 방법을 사용한다. 기술역학이란 현상의 분석이다. 공통부분을 추출하여 법칙성을 추측하고 요소를 분류하여 각각의 차이를 찾아 가설을 설정한다. 예를 들어, 깊은 치주낭에서 항상 *P. gingivalis*가 발견되기 때문에 *P. gingivalis*가 치주질환 원인균이 아닌가 추론한다. 이것이 가설의 설정이다. 가설은 검증되지 않으면 이론으로 성립되지는 않는다.

가설의 검증방법에는 분석역학, 실험역학, 개입연구 등이 있다. 예전 세균학에서는 '어떤 질병의 병소에서 언제나 그 세균이 발견되고, 그 세균을 순수하게 분리할 수 있고, 그 세균을 생체에 넣으면 질병의 증상이 나타난다'(코흐의 3원칙)라는 말이 있다. 이 3원칙을 충족하는 세균이 그 질병의 병원균이라고 여겨져 왔다. 어떤 질병의 부분에서 항상 같은 세균이 찾아지면, 그 질병과 세균 사이에 상관관계가 있다고 말할 수 있다. 그러나 상관관계와 인과관계는 다르므로 더 연구를 진행해야 한다. 최종적으로는 '그 세균을 몸에 넣으면 질병이 발생한다'라고 하는 실험을 할 필요가 있다. 이것이 실험역학 개입연구에서 가설의 검증이 된다. 가설이 검증되면 처음으로 인과관계가 있다고 말할 수 있다.

라 수행한다.

- 임상시험 제1상: 건강한 성인과 협력하여 철저히 관리하며 시행한다.
- 임상시험 제2상: 제1상에서 안전을 확인할 수 있다면 어린이와 환자를 대상으로 시행한다.
- 임상시험 제3상: 마지막으로 환자에게 의뢰하여 진짜 약과 위약(placebo, 겉으로는 진짜 약과 전혀 구별이 나지 않게 만든 약)을 비교한다.

치주질환을 연구하는 데에서도 동물실험은 필수이다. 동물실험에서는 우선 질병의 모델을 만들어야 한다. 당뇨병 연구에는 Alloxan 당뇨병 rat(쥐)가 도움이 되었다. Ishikawa Jun 선생은 미국에서 개에게 실험적 치은염을 일으키는 실험을 했을 때 '부드러운 먹이를 주는 것이 필수적'이라고 말했다. 개의 저항력을 떨어뜨리면 치주질환을 발병시킬 수 있을지도 모른다. 저항력을 떨어뜨리려면 동맥혈을 줄여야 좋다고 생각했다.

Akiyoshi Masatoyo 선생(도쿄의과치과대학 명예교수)은 구강 내 세균의 독력은 그다지 강하지는 않아서 생체가 정상적으로 작동하면 감염이 일어나지 않는다고 말했다. 그는 쥐의 혀를 묶어 조직학적으로 확인했다. 결찰부위에서 혀끝으로는 혈액이 흐르지 않기 때문에 혀의 끝은 빈혈이 되었다. 그러면 첫째 날에 구강 내 상재균이 혀의 끝부분에 침입해 갔다. 셋째 날에는 세균의 양이 가장 많았다. 4일째에는 상피조직이 혀 내부에 들어가고, 5일째가 되면 결찰된 곳에서 혀 끝부분은 떨어져 나갔다. 결찰된 곳은 깨끗하게 상피로 덮여 있었다. 따라서 생체가 정상적으로 작동하면 감염이 발생하지 않는다고 결론지었다.

Akiyoshi 선생의 생각이 진실이라면, 치주질환은 생체의 감염방어 메커니즘이 허약해지면 일어날지도 모른다. 감염 방어능력을 저하시키면 치주질환이 발생해야 한다. 우선 상피 감염방어 메커니즘[*8]이 파괴되면 백혈구 및 면역과 같은 혈액 감염방어 메커니즘이 작동하여 전신에 세균의 침입을 방지할 수 있다(그림 10). 그래서 필자를 포함한 연구팀은 개의 하악 편측의 하치조동맥을 결찰하여 치주질환 모델을 만드는 시도를 했다. 소시지에 사용되고 있는 굵은 철사로 혈관을 묶어 보았지만, 기대한 임상증상은 출현하지 않았다.

Ishikawa Akira 선생(하마마쓰시 개업)이 혈관을 묶어 수술한 곳을 관찰해 보니 철사로 묶으면 철사가 퍼지고 느슨해졌다. 혈압이 예상한 것보다 세게 작용하는 데에 감탄했다. 다음으로 외과에서 사용하는 실로 혈관을 결찰하면 처치한 측의 턱이 빈혈 상태가 되었다. 그러나 1개월 정도 두면 빈혈 상태가 낫고 있었다. 무려 반대측의 혈관이 늘어나서 혈액 공급이 막힌 경색부에 혈액을 공급하고 있었다. 이것을 곁순환(collateral circulation, 부수순환)이라고 한다. 더불어 필자 연구팀의

얕은 지혜는 자연의 힘에 굴복했다. 동맥의 혈류를 멈추어서 빈혈 상태로 만들고 저항력을 약화시켜 치은염을 일으키려는 발상은 성공하지 못했다.

감염방어 메커니즘의 규명에 대해서는 일단 포기하고 Ishikawa Akira 선생, Horiuchi Masazumi 선생(가가와현 개업)에게 부탁하여 잇솔질과 마사지 효과를 확인하기로 하였다. 다시 개를 대상으로 잇솔질만 한 쪽과 치면세균막과 치석을 제거(SRP: scaling and root planing)한 쪽을 비교했다. 현미경으로 관찰하면 잇솔질만 한 쪽은 치은상피가 깨끗하게 늘어서 있었지만, 5주간 치면세균막과 치석

*** 8 감염방어 메커니즘**

숙주면역강화요법의 이론적 근거는 전통적인 치주병학 이론과 크게 다르다. Theilade 등의 실험결과에서 얻은 결론은 '치면세균막이 치은염의 원인이기 때문에 치은염 치료는 치면세균막 제거이다'라고 하는 것으로, 이것이 전통적인 치주치료의 이론이다.

이것과 달리 숙주면역강화요법은 치은의 감염방어조직을 강하게 하여 치은염을 치료하고 예방한다. 감염방어의 최전선은 상피이다. 상피는 각화되어 떨어져 나가기 쉬운 조직으로서 감염으로부터 신체를 지키고 있다. 오랜 옛날, 세균이 지구상에 널리 퍼져 있는 환경에서 동물이 탄생하였다. 그런 환경에서도 동물은 세균의 침입을 견딜 수 있는 조직을 가지고 있다. 이것이 표피의 각질이 떨어져 나가는 낙설(落屑)이라는 현상이다.

세균은 피부에 부착하여 증식한다. 그리고 세포와 세포 사이에 침입하여 세포로 들어간다. 그러나 상피의 기저부에서는 기저세포가 분열하고, 새로운 세포는 점점 더 많은 표층으로 밀려난다. 최표층에 가까워지면 세포핵이 사라지고 각화되어 외계에 접한 세포는 주위에 세균을 가득 묻혀 벗겨져서 떨어진다. 표피가 각화되어 떨어져 나간 후에는 핵을 소실한 새로운 세포가 생기고, 표면에는 세균이 부착한다. 세균을 붙인 세포는 벗겨져서 떨어져 나간다. 이것이 감염방어 메커니즘의 최전선이다.

한편, 상피세포가 세균의 침입을 감지하면 다양한 사이토카인(cytokine)을 방출하여 호중구와 대식세포를 불러온다(그림 10). 모세혈관의 내피세포 간극이 넓어져 호중구가 혈관 밖으로 빠져나오기 쉬워진다. 호중구는 아메바와 같은 운동을 하면서 감염부위로 모여든다. 호중구는 주위에 있는 세균을 삼키고 세포 내에서 활성산소를 배출하여 살균한다.

호중구가 세균을 너무 많이 탐식하여 밖으로 나오면 주위로부터 격리되도록 캡슐에 싸여 고름이 된다. 대식세포도 세균을 삼키지만 세균 종류를 확인하여 T세포나 B세포에 정보를 보낸다. T세포와 B세포 등의 림프구는 대식세포의 정보에 기초하여 항체를 만들거나 공격하는 세포를 특정하게 된다.

이러한 반응이 강하게 일어나면 혈관이 더욱 확장되어 세균이 침입한 조직을 복구하는 생체방어반응이 발생한다. 이것이 염증이다. 조직에 염증반응이 일어나면 감염방어를 위한 대량의 혈액 성분을 한곳에 모으기 위해 모세혈관의 확장이 자체적으로 일어나고, 적혈구가 혈관 밖으로 빠져나오기 쉬워진다. 그리하여 상피가 찢어지게 되고 잇솔 등의 물리적 자극이 가해지면 쉽게 출혈이 된다. 이것이 치은출혈이다.

역주

- 호중구: 백혈구는 5종류(호중구, 림프구, 단구, 호산구, 호염기구)로 분류되며, 호중구는 40~70% 정도로 가장 많은 비율을 차지하고 있다.
- LPS: lipopolysaccharide, 리포 다당류 또는 내독소(endotoxin)
- B세포: 림프구 중 항체를 생산하는 세포. 혈중 림프구의 약 10~15%가 B세포이다. 림프구의 주요 구성요소는 B세포, T세포, NK세포(natural killer cell)이다.
- 대식세포: macrophage, 선천면역세포. 모든 조직에 다양하게 분포한다. 외부 병원체와 독성물질에 대한 포식작용을 통해 몸을 보호하는 역할을 한다.

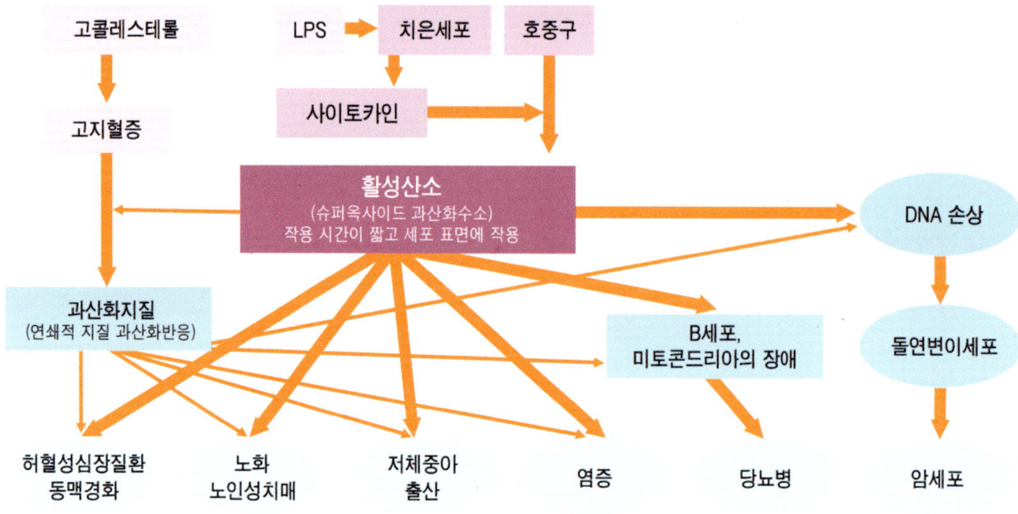

그림 10. 균체내독소(LPS)와 활성산소, 콜레스테롤의 관계.
치은세포가 LPS(lipopolysaccharide)를 감지하면 사이토카인을 내어서 호중구를 불러온다. 호중구는 세균을 탐식하고, 세포 내에서 활성산소를 내어서 살균한다. 호중구는 며칠 만에 죽고 대식세포가 처리하여 고름이 되어서 국소적으로 남아 있게 된다. 호중구가 발산한 활성산소는 전신으로 돌아다니며 DNA 손상을 일으켜 암을 일으키기도 하고, B세포의 미토콘드리아를 손상하고 당뇨병을 악화시키거나 다른 만성퇴행성질환을 일으킬 수 있다. 그러나 고지혈증에서는 활성산소가 지질에 작용하면 연쇄적으로 지질 과산화반응을 일으켜 과산화지질을 만든다. 과산화지질의 독성은 낮지만, 수명이 길어서 만성적으로 작용하여 생체에 영향을 미치는 것으로 생각된다.

을 제거만 한 쪽은 염증성 세포의 침윤이 보였다(그림 11).

치면세균막과 치석을 제거하는 것만으로는 치은의 염증을 낫게 할 수는 없다. 이것은 학생들에게 시행한 실험과 같은 결과가 되었다(표 7, 34쪽). 동물이나 인간 모두 치면세균막과 치석을 제거하는 것보다 잇솔질에 의한 물리적 자극이 치은염의 예방과 치료에 더 효과적임이 입증되었다. 이 실험은 '치주치료에서 숙주면역강화요법'의 원점이 되는 실험 결과이다. 즉, 치은염증에 와타나베 치간세정요법은 효과가 있다고 생각된다.

원래 오리지널 와타나베 치간세정요법은 치간부의 세균막을 제거하기 위해 개발되었지만 지금은 숙주면역을 강화하는 것이 목적이 되었다. 이러한 생각에 이른 것은 2000년 이후로서, 그 이전의 와타나베 치간세정요법은 치면세균막 제거만을 목적으로 하고 있었으므로 숙주면역 강화를 목적으로 한 와타나베 치간세정요법으로 변경할 필요가 있었다. 잇솔질에 의한 물리적 자극은 잇몸의 세포분열을 촉진한다. 치은상피 기저세포, 섬유아세포, 혈관내피세포, 심지어 골아세포까지 분열을 개시한다. 이 세포분열은 2~3주까지이지만 중요한 정보를 볼 수 있다. 잇솔질의 물리적 자극에 의한 세포분열은 암 발생으로 가는 자율증식[*9]이 아니라 생체의 정상적인 반응이라고 할 수 있다.

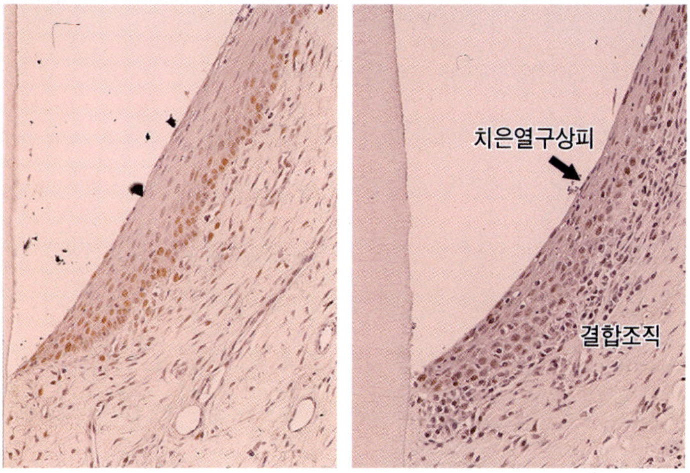

잇솔질　　　　치면세균막과 치석의 제거

그림 11. 개 치은의 면역염색 PCNA(역주: proliferating cell nuclear antigen, 증식세포핵 항원)상(5주째). 개를 마취하고, 5주간 매일 잇솔질만을 한 치은과 치면세균막과 치석만을 제거한 치은의 조직상. 매일 잇솔질을 한 치은(왼쪽)에는 상피세포가 규칙적으로 배열하고, 세포가 핵분열하는 다갈색으로 염색된 세포가 많다. 치면세균막과 치석만을 5주간 제거한 치은(오른쪽)에는 염증성 세포가 침윤되어 있는 것을 볼 수 있다.

잇솔질에 의한 치은 강화 현상은 인정받았지만 과연 최적 조건은 어떤 것일까? Tomofuji Takaaki 선생(아사히대학 교수)을 중심으로 한 연구팀이 열심히 몰두한 결과, 잇솔질 압력이 너무 약하거나 너무 강해도 좋지 않다고 보고하였다. 또한 잇솔질 시간도 너무 짧거나 너무 길어도 좋지 않았다. 잇솔모의 굵기, 경도, 길이, 심겨 있는 솔의 수, 솔의 재질이 2×6(2줄 6열 잇솔)일 때 가장 좋았으며, 잇솔질 압력 200g, 잇솔질 시간 20초일 때 세포증식이 가장 잘 되었다. 이보다 잇솔질 압력이 강하고 시간이 길어지면 오히려 분열하는 세포 수가 감소한다. 임상에서 잇솔질 압력과 시간은 안전성을 고려하여 잇솔 목(neck)에 100~150g의 압력을 가하여 10~15초 자극을 주는 것이 좋다. 100~150g 무게는 계량 천칭을 사용하면 대략 예상할 수 있다.

*** 9 자율적 증식**

치아를 발거한 발치와는 혈액으로 가득 차지만 응고 후 모세혈관과 섬유아세포가 나와서 육아조직을 만든다. 상피세포도 증가하여 상피로 덮인다. 골아세포도 증식하고 치조골을 재생하며 어느 시점에서 증식을 멈춘다. 누가 언제 명령하는지 모르겠지만, 복구된 시점에서 조직의 정상세포는 형태가 잘 갖춰지고 성숙한 상태가 되면 성장이 멈춘다. 덕분에 생체는 기능을 회복할 수 있다. 이것은 타율적 증식이다.

자율적 증식이란 증식이 멈추지 않는 상태를 말한다. 종양이 자율적 증식의 예이다. 종양세포는 언제까지나 성숙한 상태가 되지 않고, 분열과 증식을 반복한다. 성장이 멈추지 않으면 세포 덩어리는 혹부리영감의 혹처럼 커진다. 악성종양은 종양세포의 증식능력이 높고 암으로 대표된다. 세포 사이의 결합은 약하게 혈액으로 흘러 다른 조직으로 가고, 그곳에서 증식하게 되는 것을 전이라고 한다.

지우개로 지울 때의 힘은 대체로 150g 무게에 해당하므로 추측할 수 있다고 생각한다. 또한 1곳당 10~15초 잇솔질은 일반적으로 너무 길어 보이지만, 실제로는 1곳당 7~8회(4~5초) 왕복함으로써 효과가 있다. 그리고 와타나베 치간세정요법으로 1일 1회보다 2회 잇솔질을 하는 것이 치은염이 빨리 치유되는 것으로 알려져 있다. 치은염을 예방하기 위해서는 2, 3일에 1회 잇솔질로도 충분하다.

2) 잇솔질의 마사지 효과와 혈류, 세포증식 효과

잇솔질이 치주조직에 미치는 영향을 조사해 보기로 하였다. 먼저 생각할 수 있는 것은 마사지로 인한 혈류량의 증가이다. 도플러(Doppler) 혈류계로 혈류량의 변화를 알 수 있지만 개체 차이를 초과할 정도로 혈류가 증가하는 것을 관찰할 수는 없었다.

그래서 잇솔질의 효과를 조직으로 보기로 했다. 그림 11은 개의 치은 조직상으로, 통상 개의 치은에는 많거나 적은 염증성 세포의 침윤이 보인다. 왼쪽 그림은 잇솔질을 한 치은의 상으로, 치은열구상피와 결합조직의 경계는 뚜렷하고 염증성 세포의 침윤은 보이지 않는다. 이것은 적당한 잇솔질 자극으로 만성염증이 나았음을 보여 준다. 따라서 치주질환 치료에서 현재로서는 만성염증이 소실되도록 하는 것이 주요한 목적이다.

잇솔질의 자극으로 염증이 낫는 이유는 무엇일까? 예방치과학 교실원들이 조직표본에서 세포의 핵분열을 보는 면역조직화학적 방법이 있다는 것을 찾아냈다. PCNA(proliferating cell nuclear antigen, 증식세포핵 항원) 검사로 양성세포를 찾아내어서 세포분열의 정도를 추정할 수 있는 것이다. 그림에서 세포의 핵이 다갈색으로 염색된 세포가 핵분열을 시작한 것이다. 잇솔질 자극으로 얼마나 많은 세포가 핵분열을 시작했는지 측정한 결과는 그림 12이다[10].

잇솔질 자극으로 잇몸 섬유아세포(fibroblast)와 상피기저세포(epithelial basal cell), 혈관내피세포(endothelial cell)가 증식을 시작한다. 섬유아세포는 상처 등이 생기면 그것을 치료하는 작용과 염증을 억제하는 작용이 있다. 잇솔질 자극으로 치은의 섬유아세포와 상피기저세포, 혈관내피세포가 증식을 시작한다. 섬유아세포는 상처 등이 생기면 그것을 치료하는 작용과 염증을 억제하는 작용이 있다. 잇솔질로 치은을 자극하면 섬유아세포가 2배나 증가하여 염증이 치료된다.

잇솔질의 시간과 힘을 각각 바꾸어 조사한 결과, 개의 치은 섬유아세포에서는 200g으로 20초 잇솔질을 할 때 세포분열이 가장 많이 일어나는 것을 알 수 있었다(그림 13)[11]. 그러나 더 많은 시간과 힘을 가하면 분열하는 세포 수가 줄어든다. 이 사실에서 말할 수 있는 것은 세포 수를 늘리기 위한 최적의 시간과 힘이 존재하므로, 힘이 너무 강하거나 시간이 너무 길어도 세포 수를 줄이게 된다는 것이다.

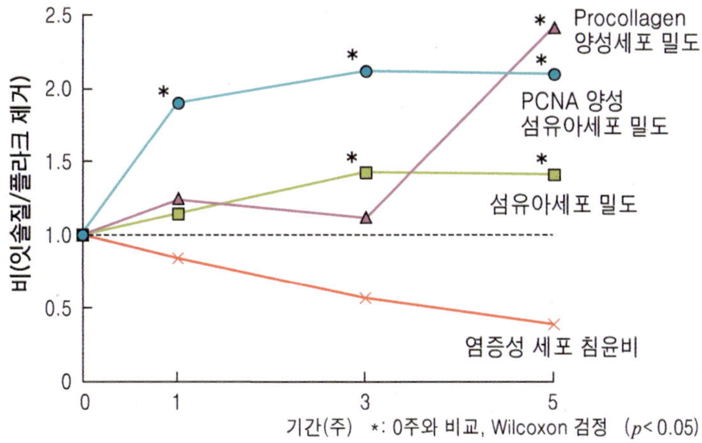

그림 12. 잇솔질의 물리적 자극에 의한 세포증식능력[10].
치면세균막을 인위적으로 제거했을 경우와 잇솔질만을 해 주었을 경우, 생성되는 결과를 비(ratio)로 환산하여 세포증식능력을 나타내었다. 잇솔질 시작 1주일 동안 이미 세포증식이 발생하였다. 3주 만에 거의 정상상태로 되고 있다. 염증성 세포침윤은 5주 후에도 선형적으로 감소하였다. (역주-실험동물: 개)

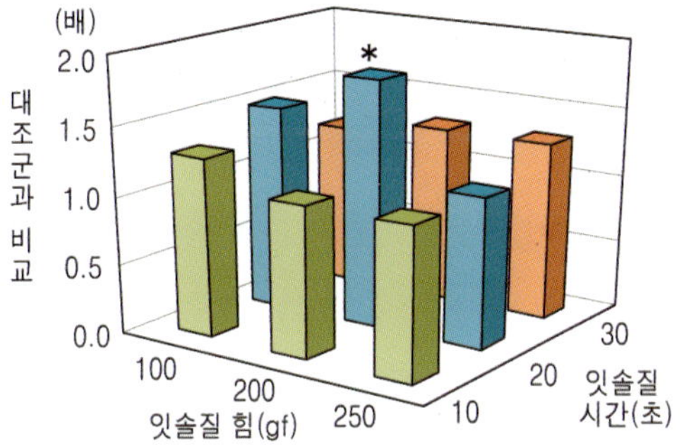

그림 13. 잇솔질 힘과 시간의 차이로 인한 치은섬유아세포의 PCNA 양성률 변화[11].
치은섬유아세포를 늘리려면 200g 힘으로, 20초 자극이 가장 효과적이다. 10초는 너무 짧지만 너무 길어도 오히려 치은섬유아세포가 늘지 않게 된다. 또한 잇솔질 힘이 너무 강해도 오히려 줄어든다. (역주-연구대상: 개. PCNA: proliferating cell nuclear antigen, 증식세포핵 항원)

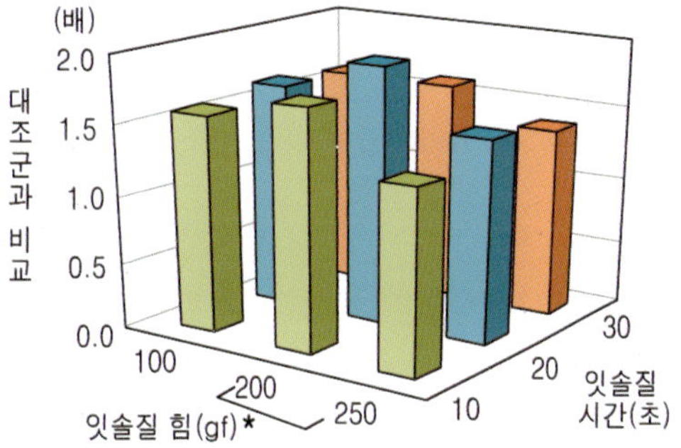

그림 14. 잇솔질 힘과 시간의 차이로 인한 치은상피세포의 PCNA 양성률 변화[12].
감염방어조직의 최전선인 치은열구상피세포의 증식을 촉진하는 데에는 200g 힘, 10초 잇솔질로 충분하다. (역주-연구대상: 개)

예전에 딱딱한 강모 잇솔을 사용하여 회전법으로 잇솔질을 했을 때 치은이 퇴축된 것은 힘이 너무 강해서 세포가 줄어드는 현상이었을 것이다. 실제로 임상에서 200g의 힘으로 20초 동안 잇솔질을 하면 힘이 너무 많이 가해져서 세포가 감소(퇴축)될 수 있다. 그러나 이것은 섬유아세포라는 염증을 가라앉히는 세포의 분열이다. 감염으로부터 신체를 지키고 있는 치은열구상피세포의 경우는 잇솔질 시간이 10초면 충분하다(그림 14)[12]. 콜라겐(collagen)의 생산능력도 10초에서 가장 높다.

실제 구강에 적용할 경우, 협측은 2~3개 치아를 한꺼번에 닦을 수 있으므로 상·하악에 160초, 설측과 구개측은 잇솔의 앞부분을 사용하여 1개 치아씩 총 260초, 모두 7분 정도로 치은을 자극하면 좋을 것이다. 전동(음파진동)잇솔은 수동잇솔에 비해 대략 1/4 시간에 동일한 효과를 얻을 수 있으므로 2~3분이면 충분할 것이다.

3) 마사지 효과의 출현 범위

치은염이 처음 발생하는 부위인 치간부의 치은을 튼튼하게 하는 와타나베 치간세정요법의 근거(evidence)를 찾기 위하여 실험을 수행했다.

이번에는 잇솔질 자극에 의한 세포증식작용이 어디까지 출현하는지를 조사했다. 개 치아의 인상을 뜨고 레진으로 부목을 만들고 잇솔질 자극이 가해지는 장소를 일정하게 했다(그림 15). 실험이 종료할 무렵, 치은 경계 부위에 메스로 표시해 두었다(그림 16). 현미경을 사용하여 세포분열을 일으킨 세포의 수를 세었다. 잇솔모 끝이 닿는 부위에서는 핵분열을 시작한 세포의 수는 분명하게 많았지만, 혈관내피세포는 경계에서 조금이라도 떨어지면 그 효과는 보이지 않았다(그림 17)[13]. 섬유아세포는 0.5mm 떨어지더라도 증식하지만, 더 멀리 떨어지면 잇솔질 효과가 없었다(그림 18)[13].

이러한 실험 결과로부터 잇몸세포의 증식 촉진은 잇솔모 끝이 닿은 곳에서만 볼 수 있다는 것을 알 수 있었다. 와타나베 치간세정요법이 치은염과 치주질환의 예방이나 치료에 효과가 있는 것은 염증이 처음으로 발생하는 치간부의 치은세포를 자극해 활성화하기 때문이며, 이것이 와타나베 치간세정요법의 최대 특징이다. 와타나베 치간세정요법 이외의 잇솔질 방법에서는 치간부 치은의 마사지 효과를 얻을 수 없다.

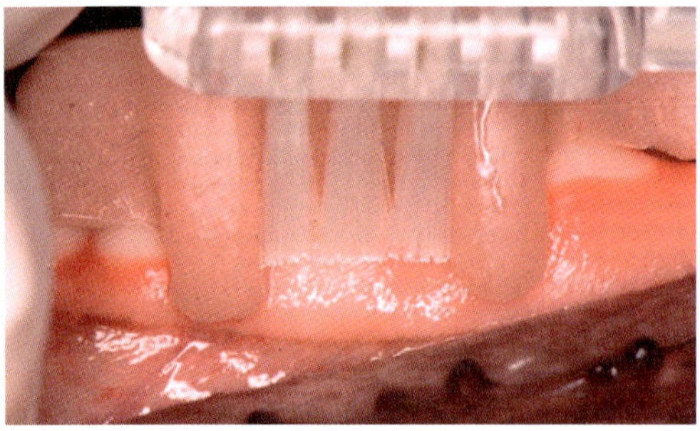

그림 15. 개의 치은을 잇솔질 할 때 사용한 부목. 잇솔질 효과의 범위를 조사하기 위해 레진으로 부목(받침대)을 만들었다.

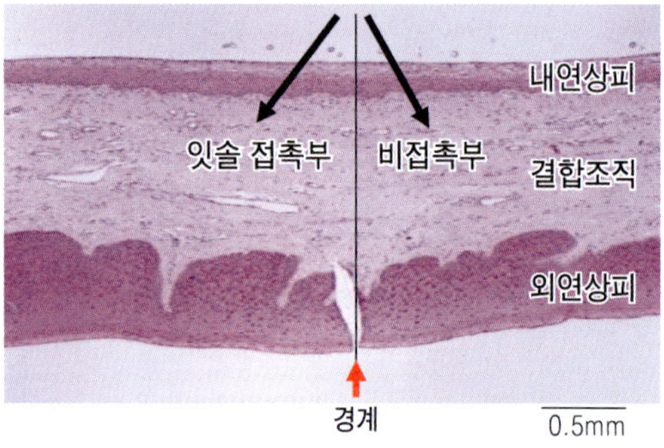

그림 16. 잇솔질의 파급효과를 알기 위하여 경계 잇몸치은에 낸 상처.

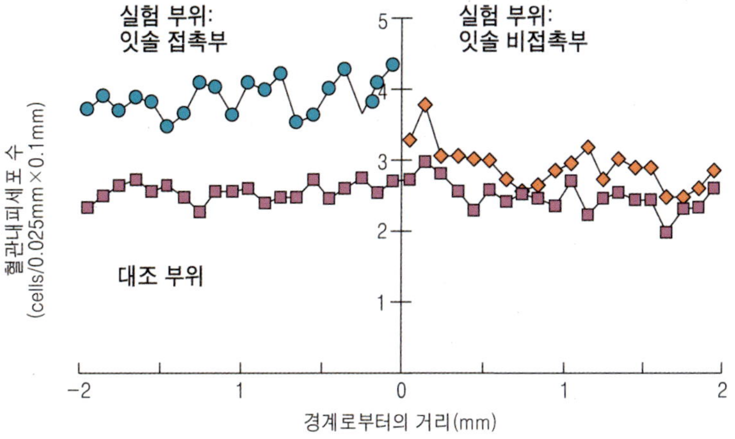

그림 17. 잇솔질에 의한 세포 부활 작용의 파급효과(혈관내피세포)[13].
잇솔질을 하면 혈관내피세포에서 PCNA 양성세포가 1.4배 늘어나지만, 잇솔모가 닿은 곳에서 벗어나면 활성화 작용을 거의 볼 수 없다.

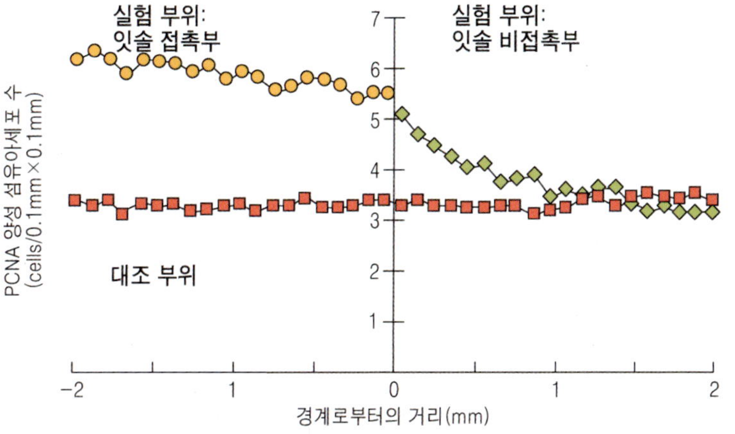

그림 18. 잇솔질에 의한 세포 부활 작용의 파급효과(치은섬유아세포)[13].
잇솔질을 하면 치은섬유아세포에서는 PCNA 양성세포가 약 2배로 늘어나지만, 잇솔모 끝이 닿고 있는 곳에서 멀어지면(0.5mm 이상) 거의 활성화 작용을 볼 수 없다.

치실(dental floss)은 치간부 세균막을 제거할 수 있지만 숙주를 튼튼하게 할 수는 없다. 치간솔은 나름대로 물리적 자극을 주지만, 부위마다 두께를 바꿔야 하고, 어느 정도 힘으로 몇 초간 닦아야 할지 아직 연구되지 않았다.

마사지 효과로 혈류가 좋아져서 치은세포가 활성화된다고 생각하기도 하였다. 이에 대해 오사카대학교 그룹을 중심으로 다양한 실험이 이루어졌다. 도플러(Doppler) 혈류계를 사용하기도 하고 치은의 미세순환을 보거나 치은 혈액의 산소포화도를 측정해 보았지만, 마사지 효과에 의해 혈류가 증가하여 치은세포가 활성화되었다는 사실은 발견되지 않았다. 그러므로 Bass나 Charter가 '치주질환은 국소의 산소부족으로 일어나기 때문에 잇몸을 마사지해 동맥혈을 모으면 좋을 것이다'라고 한 생각은 맞지 않다고 생각한다.

Coffee Break

기술과 지식을 가르치는 것도 대학교육이지만, 암기만으로는 문제발견과 문제해결 능력이 길러지지 않는다고 생각한다. 오카야마대학교에서 '이 그림(그림 2, 12쪽)의 사실을 바탕으로 논리를 수립하여 결론을 내라'라는 시험문제를 냈다. 사실을 바탕으로 논리를 수립하고 결론에 이르는 능력을 개발하려고 했다.

최초학년에서는 학생들 답안지가 대부분 백지상태이었다. 필자는 대학교육은 논리적 사고로 나름의 결론을 내릴 수 있는 능력을 함양하고, 내린 결론을 비판적 음미(주제에 대하여 비판하며 음미하고 그 이론의 정당성을 확인함)할 수 있는 능력을 양성하는 것이라 생각한다. 논리적 사고와 함께 사리를 따져 가며 이야기를 구성하는 능력이 없다면, 아무리 토론을 해도 언제까지나 혼자만의 같은 주장을 여러 번 반복함으로써 진전을 이룰 수가 없다.

그리하여 강의에서 '이 그림의 설명에서 치면세균막이 쌓여 치은염이 발생하고 치면세균막을 제거하면 치은염이 치료된다. 이 결과는 관련의 견고성, 관련의 특이성, 관련의 시간성, 관련의 일관성이 있기 때문에(관련의 일관성만은 의문임) 상관관계가 인과관계가 된다고 생각해도 좋다'라고 가르쳤다. 다음 학년이 되자, '와타나베 교수의 시험에는 Theilade 등의 실험적 치은염 그림이 나오기 때문에 해답은 치면세균막이 치은염의 원인이라고 쓰면 된다'라고 하는 정보가 날아다녔다. 그렇다 보니 극단적으로 정답률이 올라갔다. 필자도 '뭐, (이렇게 사고를 요구하게 가르치는 것이) 지식을 통째로 암기하는 것보다는 나을까?'라고 생각하기도 하였다.

그런데 어느 학년에서 '잇솔질을 멈추면 치은염이 발생하고 잇솔질을 다시 시작하면 치은염이 치료된다'라고 답한 학생이 한 명 있었다. 그 답안을 읽고서 예방치과 의국원들에게 '이런 바보 같은 것을 쓰고 있는 학생이 있나. 이 녀석, 뭘 공부해 온 거야'라고 혼자 투덜거렸다. 그런데 수련의 한 사람이 '선생님, 그 학생이야말로 정말로 그렇게 생각하고 있는 것 같습니다. 그러니 선생님이 알고 있는 범위에서 자세히 해답을 가르쳐 주세요'라고 말했다. 그는 오카야마대학교 치학부에 입학하여 미식축구만 열심히 하고 치의학 학업을 소홀히 하여 학점을 제대로 따지 못해 퇴학당한 후에 다시 입학시험을 쳐서 입학하여 고생을 많이 한 학생(Nakabayashi Hiroki 선생, 히로시마시 개업)이었다. Nakabayashi 선생이 그렇게 말해도 필자에게는 딱히 반론할 근거가 없다는 것을 깨달았다. 바보 같은 것을 쓴 학생이 아니라 새로운 진실을 발견할 가능성을 가르쳐 준 학생이었던 것이다.

제 3 장 숙주면역강화요법에 기반한 와타나베 치간세정요법의 이해

1. 건강 유지·증진과 치주질환

치아와 치주질환의 질병을 대상으로 한 학문을 Disease-oriented concept in dentistry(질병을 치료하고 예방하는 치과의료, 질병 중심 치과의료 개념)라고 명명한다면, 이 개념의 대척점으로 Health-oriented concept in dentistry(건강증진을 위한 치과의료, 건강증진 중심 치과의료 개념)를 고려할 수 있다고 생각한다(2쪽 참고). 건강증진을 위한 치과의료는 환자의 건강을 유지하고 증진하기 위하여 치과의사로서 무엇을 할 수 있는지 생각하고 실천하는 것이다. 일본에서 충치는 분명히 감소하고 있다. 치주질환도 영양 상태가 나아지고 숙주의 저항력이 켜지면 어느 정도 급격히 감소할 것이다.

일본에서 10만 명이 넘는 치과의사가 살아가는 데에 소득원이 되어 있는 충치와 치주질환이 사라질 수도 있다. 그렇게 되면 건강한 사람을 대상으로 한 건강증진을 위한 치과의료가 요구될 것이다. 이러한 개념의 치과의료는 현재 구강질병이 있지만 환자로서 치과에 내원하여 치료를 받지 못하고 있는 사람도 포함되는 건강인구집단[*10]을 대상으로 한 치과의료이다. 매일 매일, 일본 인구 중 1% 정도가 환자로서 치과의원을 방문하고 있다. 일본 총인구 중 0.08%인 치과의사가 총인구 중 1%의 정도인 환자만을 대상으로 치료하고 있다. 치과의사 측면에서 본다면 건강인구집단은 전 국민의 99%에 해당한다. Health-oriented concept in dentistry라는 입장에 서면 0.08%의 치과의사가 99%의 국민을

*** 10 건강인구집단**

최근 high-risk strategy(고위험집단 전략, 질병 위험이 큰 개인을 대상으로 보건교육과 의료를 시행하는 전략)와 population strategy(집단 전체 대상 전략, 질병 위험이 크거나 작은 것에 구별 없이 모든 인구를 대상으로 보건교육과 의료를 시행하는 전략)라는 말이 대비되고 있다.

고위험전략은 제2차 예방과 같이 조기 발견과 조기 치료를 목표로 하고 있으므로 환자로 파악할 수 있다. 그러나 질병이 있는 사람이라도 병·의원의 내원 환자가 될 수 없는 사람이 있다. 환자, 즉 자신이 질병을 앓고 있음을 인식하고 의료기관을 방문하는 사람만 질병이 있는 사람의 전부는 아니다. 건강인구집단이란 환자 이외의 사람을 가리키는 어휘로서 질병인구(질병이 있지만 의료기관을 방문하지 않은 사람)도 포함되어 있다. 건강인구집단을 대상으로 건강 유지·증진을 도모하려고 노력하는 집단 전체 대상 전략이다. 치과의료 종사자로서는 의료기관을 찾아오는 환자만을 대상으로 하는 것이 아니라 건강인구집단에도 눈을 돌릴 필요가 있다.

대상으로 하게 된다(역주-대한민국 2022년 총인구: 51,439,038명, 활동 치과의사 수: 26,455명, 총인구 중 치과의사 비율: 0.05%).

건강증진을 위한 치과의료를 생각하면 '건강이란 무엇인가?'라는 문제에 맞닥뜨리게 된다. 대부분 '병이 나지 않은 것'이라고 대답하는 사람이 많을 것이다. WHO(세계보건기구)의 정의는 '육체적, 정신적, 사회적으로 양호한 상태이며, 단순히 질병이 없거나 허약한 상태가 아닌 것은 아니다'이다. 치과의료 종사자는 방문한 환자에게 질병을 치료하고 예방하기 위해 노력하고 있으므로 육체적으로 양호한 상태로 만드는 것은 어떻게 하든지 충족될 수 있을 것이다. 그렇다면 정신적, 사회적 요인에 대한 치과의료는 앞으로 어떻게 참여하면 좋을 것인가? 건강과 질병을 생각할 때 여기까지가 건강이고 여기부터는 질병이라고 생각할 수도 있지만, 경계를 확실하게 짓기가 어려워서 건강과 질병을 연속현상으로 생각하려고 하는 학자(Aoyama Hideyasu: 오카야마대학교 명예교수)도 있다. 이 연속현상에서 생각하면 미병이라는 개념이 편리하다.

미병(未病)이라는 말은 '건강상태의 범위 내에 있지만, 질병에 현저하게 가까운 신체 또는 마음의 상태'라고 미병학회는 정의하고 있다. 예를 들면, 아직 염증이 발생하지 않은 치은염이나 치주질환으로 진행하기 직전의 상태이다. 질병을 고치고(제3차 예방), 질병을 조기에 발견하여 치료하고(제2차 예방), 질병을 예방하고 건강을 유지·증진(제1차 예방)하자고 생각하는 방식은 이미 잘 알려져 있다(그림 7, 25쪽). 우식학은 충치의 치료, 조기 발견, 조기 치료 및 예방을 시도한다. 치주병학은 치주질환의 치료, 조기 발견, 조기 치료 및 예방을 시도한다. 그러나 우식학은 치아가 없어지면 소멸하고, 치주병학도 치주질환이 없어진 시점에서 그 역할을 마친다. 우식학에 미병이라는 개념을 도입해도 건강의 유지·증진과는 다르다.

질병을 대상으로 하는 학문은 질병을 치료하고 예방하고, 대상으로 하는 질병이 종식되면 함께 그 역할을 마친다. 그러나 건강증진을 위한 치과의료는 건강의 유지·증진을 목표로 하므로 인류가 존재하는 한 필요하다.

필자는 질병이나 장애가 있더라도 그 상태에서 조금이라도 그 사람의 능력을 발휘할 수 있도록 하는 것이 건강증진이라고 생각한다. 구체적으로 무엇을 하면 좋을까? 환자가 가진 능력을 최대한 발휘할 수 있도록 건강하고 아름답게 나이 들게 하는 것이 핵심이다. 그것을 중심으로 치료방침을 세우고 시행하여 성과를 평가한다. 예를 들어, 발치하고 의치를 넣을지, 발치하지 않고 염증을 억제하여 고정하는 것이 건강증진에 기여할 수 있을지를 생각한 다음 시행한다. 이것이 건강증진을 위한 치과의료이다.

지금까지는 '발치할까, 고정할까?'를 자신의 경험과 촉과 담력(KKD)으로 결정했고 데이터가 거의 없었기 때문에 EBM[*11]과는 거리가 멀었다. Miyaura 등은 동요치가 평균 5개인 환자와 동요치가 전혀 없는 환자에게 연령, 성별, 치아 개수가 같도록 조정한 군에서 교합력, 교합접촉면적을 조사했다. 이 두 군은 교합력, 교합접촉면적에서 차이가 없었다(표 8)[14]. 치아 개수만 같다면 동요치가 있든 없든 씹는 힘이나 치아와 치아가 접촉하는 면적에 유의한 차이가 없었으며 교합력, 교합접촉면적은 치아 개수에 비례하였다. 이것은 동요하는 치아를 발거하고 난 다음에 브리지를 하더라도 치아 수가 줄어들어 씹는 기능이 떨어진다는 것을 보여 준다. 또 치아의 수가 줄어들면 단위면적당 해당하는 교합력이 높아져서 한 치아가 감당할 수 있는 힘을 초과하는 부담이 과중하게 작용하여 치아동요가 일어난다.

교합력의 부담은 어디가 역치(임계치, 치아가 견딜 수 있는 한계)인지 모르지만, 20개 이하가 되면 남아 있는 치아에 교합압이 급격히 증가한다(그림 19). 이 데이터를 바탕으로 환자의 건강 유지·증진을 위해 치과의사로서 무엇을 할 수 있을지 생각한 다음, 씹는 기능을 떨어뜨리지 않기 위해 동요치를 보존하는 진료를 선택한다. 어떻게 하면 그 치아를 보존할 수 있을까 고심하고, 치과의사로서 여러 가지 지식과 정보를 찾아보고 실천해야 한다. 공부를 게을리하고 노력이 부족한 치과의사는 종전의 치료법(발치)에 만족해 버린다. 이 지점에서 필자는 숙주면역강화요법에 근거한 와타나베 전문가

---

* 11 **EBM(evidence-based medicine: 근거에 기반한 의료)**
실제 임상에서 EBM을 실천하는 방법으로 Sackett과 Haynes는 다음 단계를 제시하고 있다.
(1) 환자의 요구와 임상 지식 사이의 갭을 분명히 한다.
(2) 그 과제에 대하여 해답이 가능한 문제로 변환한다.
(3) 문헌에서 가장 좋은 사실을 찾아낸다.
(4) 그 문헌을 비판적으로 음미한다.
(5) 비판을 감내할 수 있는 문헌을 실제 임상에 활용한다.
(6) 활용한 결과를 평가한다.
이것을 구체적인 예에 적용해 보면 다음과 같다.
① 치과의사는 이 동요치는 발치하여 임플란트로 하는 것이 좋다고 생각한다(임상 지식). 그러나 환자는 치아를 남겨 달라고 한다(환자의 요구). 양자의 갭을 인식한다.
② 이 갭을 해결 가능한 문제로 변환한다. 치아를 남길 방법이 있을까? 치아를 남김으로써 환자의 건강한 생활을 확보할 수 있다는 증거가 있을까?
③ 동요치를 남기는 방법이나 남긴 경우의 이점과 결점에 관한 문헌을 찾는다. 와타나베 치간세정요법의 문헌과 교합력, 교합접촉면적의 문헌을 찾아본다.
④ 이 문헌을 비판적으로 음미해 본다. 문헌의 전제나 논리, 실험방법에 틀림은 없는지 검토한다.
⑤ 비판을 견디어 낼 수 있는 문헌을 발견하면 실제 임상에 활용한다.
⑥ 그 결과를 평가한다.

표 8. 동요치의 유·무에 따른 교합능력

	동요치 보유자	동요치 비보유자
사람 수(명)	30	30
연령(세)	46.0±16.7	46.0±16.7
현재 치아 수(개)	26.6±2.3	26.6±2.3
동요치 수(개)	5.4±6.1	0
교합력(kg)	40.8±24.1	40.3±28.7
교합접촉면적(mm^2)	13.6±8.0	13.1±8.6
교합압(kg/mm^2)	3.0±0.5	3.1±0.6

동요치 유·무에 따라 2군으로 나누어 각 군의 연령, 성별, 현재 치아 수로 매칭하여 교합력, 교합접촉면적, 교합압을 측정하였다. 동요치 보유자군은 동요치가 평균 5개 있었다. Prescale(교합검사지)에서는 두 집단 사이에 교합능력의 차이가 없었다.

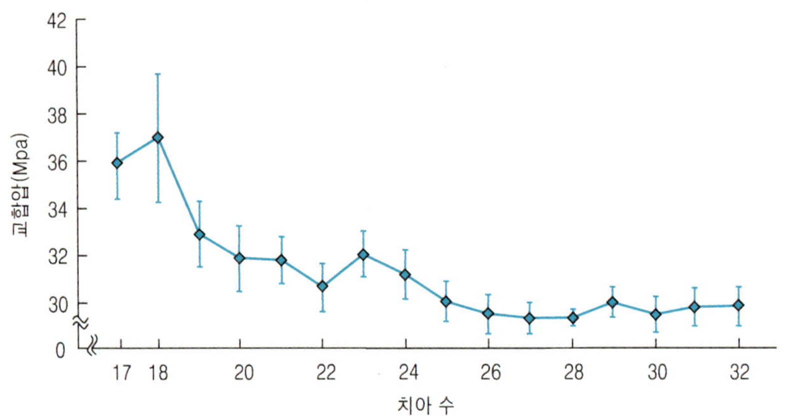

그림 19. 자연치아의 수와 교합력.

자연치아가 22개보다 적어지면 단위면적에 가해지는 교합압이 커지고 남아 있는 치아에 대한 부담이 커진다는 것을 알 수 있다. 20개 이하가 되면 교합압은 급격히 증가한다.

치간세정요법을 권장하고 싶다.

2. 염증과 치주질환

치주질환(치은염, 변연성 치주염)은 염증이다. 그러면 염증이 무엇인지 생각해 보자. 병리학적으로는 '외래자극에 대한 생체의 방어반응으로 순환장애, 삼출(충혈, 울혈 등), 퇴행성 병변[변성이나 괴사(necrosis) 등], 진행성 병변(육아조직 등)을 동반한 것'이라고 정의된다. 또한 염증의 5가지 징후는 '발적', '종창', '발열', '동통', 기관이 정상적으로 작용하지 않는 '기능장애'이다. 이 5가지 징후가 모두 나오는 것은 급성염증의 경우이고, 만성화되면 발적, 발열, 동통은 소실되는 경우가 많으며 종창(swelling, 부기)과 기능장애는 남는다.

여기서 말하는 외래자극이란 대개 물리적 자극(방사선, 베인 상처나 타박상에 의해 일어나는 것), 화학적 자극(산, 알칼리 등에 의한 피부염), 생물학적 자극(바이러스에 의한 감기, 독감이나 세균 자체에 의한 것, 세균이 내는 독소에 의한 것 등)으로 분류된다. 그러한 외래자극에 대하여 생체가 방어반응을 일으킨 결과가 염증이다. 이렇게 생각하면 염증반응은 나쁜 것이 아니라 신체에 필수적인 것으로, 이것이 없으면 생체는 죽게 된다. 따라서 항염증제를 사용할 경우 작용 메커니즘을 이해한 후에 사용할 필요가 있다.

치주질환은 세균감염(생물학적 자극)에 의해 일어나는 생체의 방어반응으로, 제1차 방어반응(상피의 낙설)이 정상적으로 작용하면 발병하지 않는다. 치은열구상피의 기저세포가 분열되어 차례로 치은열구 쪽으로 이동하면 세포의 핵이 없어지고(인간에서는 비각화) 최외층으로 나오면 세균에 노출된다. 그다음 최외층의 상피세포는 세균을 전체적으로 부착하여 치은열구로 떨어져 나가고, 생체에

Coffee Break

베스트셀러가 된 "누가 내 치즈를 옮겼을까?"(Spencer Johnson)라는 책이 있다. 미로 속에 사는, 쥐 두 마리와 난쟁이 둘. 그들은 미로를 헤매다 치즈를 발견한다. 치즈는 단순한 음식이 아니라 삶에서 우리가 추구하는 것의 상징이다.

그런데 어느 날, 그 치즈가 사라졌다! 쥐들은 본능대로 곧바로 새로운 치즈를 찾으러 뛰쳐나간다. 난쟁이 A는 '다른 방으로 치즈를 찾으러 가자'라며 난쟁이 B를 유혹하지만, 난쟁이 B는 '치즈가 다시 나타날지도 모른다'라며 괜한 기대를 걸고 현상분석에만 매달릴 뿐이다. 난쟁이 A는 혼자서 새로운 치즈를 찾으러 가서 새로운 치즈 방을 찾는다. "누가 내 치즈를 옮겼을까?"의 줄거리이다.

일본에서 충치가 줄어들고 있는 것은 분명한 사실이다. 그러나 '아직 충치 환자는 많다'라고 말하는 치과의사도 있고, 거기에 찬성하는 치과의사도 많다. 한편으로는 난쟁이 A처럼 충치에서 치주질환으로 방향 전환을 시작하는 치과의사도 있다. 머지않아 치주질환도 격감할 텐데, 그다음에는 무엇이 있을까....

부착된 세균은 이 낙설(落屑)(역주: 표피의 각질이 벗겨져 떨어지는 현상)로 인해 생체로부터 떨어져 버린다. 낙설이 일어난 후에는 세균이 전혀 묻어 있지 않은 펠리클(pellicle)에 상피세포가 접촉하게 되지만 여기에도 금방 세균이 달라붙는다. 그리하여 상피세포가 부스러기가 되어 떨어져 나가는 낙설에 의해서 생체는 세균감염으로부터 보호된다.

이렇게 세균과 생체의 제1차 방어반응 사이에 균형이 유지된다면 건강을 유지할 수 있다. 치은열구상피는 신진대사가 왕성하여 6~10일 만에 모두 새로운 세포로 교체된다고 한다. 이 균형이 깨지면 세균은 치은열구상피의 심부까지 침입하고, 이것을 감지한 생체는 염증성 반응을 일으켜 치은열구 침출액의 양을 늘려 사이토카인(cytokine) 방출이 일어난다. 이것이 염증성 반응의 시작으로, 염증이 시작되어도 치은열구상피가 파괴되지 않았다면 이른바 치주병원균이라 불리는 것은 방어 메커니즘보다 우세하지 않다. 치주병원균이 많이 증식하기 위해서는 혈액 성분이 필요하므로, 치은출혈이 없는 곳에서는 증식할 수 없다. 치은출혈이 시작되면 증식을 시작한다.

여기서 말하는 치은의 제1차 방어반응은 충치에서 법랑질의 재석회화(재광화)와 비슷하다. 산에 의한 탈회가 일어나더라도 침 속의 칼슘이 법랑질에 침착되어 재석회화가 충분히 기능하고 있다면 충치는 발생하지 않는다. 그러나 재석회화 이상으로 산에 의한 침식이 일어나면 병변이 상아질까지 이르러 충치가 급속히 진행된다. 치주질환에서도 치은의 신진대사가 정상이라면 세균은 안으로 들어가려 해도 달라붙은 상피의 최외층 세포와 함께 떨어져 나와 위 속으로 떨어지게 되고, 위산의 강한 공격이나 효소의 영향을 받아 생물학적 활성을 잃고서 마지막은 대변의 구성요소가 되어 버린다.

그러나 치은상피세포의 신진대사가 쇠퇴하고 세균의 침습이 시작되면 조직의 염증반응이 일어난다. 세균의 침습력이 상피의 신진대사보다 강하면 궤양(상피가 찢어진 상태)을 형성하여 치은에서 출혈이 일어난다. 그러면 혈액을 필요로 하는 치주병원균이 우세해진다. 치주병원균의 내독소는 대장균에 비해 매우 강력하여 일단 치주병원균이 녹아들면 치주질환의 진행을 막기 어렵다.

치주병원균의 독력과 인간의 면역 메커니즘이 팽팽하면 증상이 나타나지 않는다. 균형이 깨지면 생체는 면역 메커니즘을 최고도로 활용하기 때문에 충혈되고 발열, 동통, 발적, 종창, 기능장애 등의 임상증상이 나타난다. Socransky(미국의 치주세균학자)는 치주질환에서 나타나는 어태치먼트 로스(attachment loss, 부착치은 상실, 치은상피와 백악질의 부착상실)는 서서히 일어나는 것이 아니라 어느 때 갑자기 나빠진다는 랜덤 버스트(random burst, 급발)설을 제창하고 있다(그림 9, 35쪽). 치과의사 상당수는 그의 설을 지지하고 반론을 제기하는 사람이 없으므로 상식이라고 봐도 무방할 것이다.

하지만 왜 급격히 어태치먼트 로스가 일어나는 것일까. 세균의 수가 갑자기 늘어났든지 독력이 갑자기 늘었든지, 어떤 환경 변화가 일어나고 있어야 한다. 그 가능성도 부정할 수 없지만 그것보다는 철야를 하든지 감기에 걸리든지 피로가 쌓이는 등 숙주의 저항력이 떨어졌을 때 치주질환의 급성발작이 일어나 어태치먼트 로스에 이르렀다고 필자는 생각한다. 이처럼 치주질환의 진행은 숙주의 면역반응을 제외하고는 생각할 수 없다. 와타나베 치간세정요법을 활용하여 실제로 숙주면역을 강화함으로써 치주질환을 예방하고 치료할 수 있다.

Coffee Break

예전에 "하지메가 노래했다"라는 NHK의 다큐멘터리 방송이 있었다. 그 내용은 다음과 같다. 초등학교 교사끼리 결혼해서 임신을 했는데 임신부가 풍진에 걸려 버렸다. 임신부가 풍진에 걸리면 난청 아이가 태어날 수 있다는 말을 듣고 부부는 의논했다. 두 사람의 결론은 '뱃속 아기도 한 명의 목숨이니 이 생명을 소중히 하자'였다. 두 사람은 아이에게 '하지메'라는 이름을 붙였다. 하지메 군은 건강히 태어났고 귀여운 아이였다.

그러나 좀처럼 말을 하지 못했다. 난청이라는 장애를 가지고 태어난 것이다. 부모는 장애를 극복하기 위한 노력을 시작했다. 말을 거는 사람의 입가에 하지메 군의 시선을 두도록 하고 크게 입을 벌리고 말을 했다. 그리고 하지메 군이 같은 말을 하면 크게 칭찬했다. 반복해서 하지메 군은 독순술(読唇術)을 익혔다. 귀가 들리지 않아도 다른 사람과 대화를 나눌 수 있었다. 하지만 하지메 군은 노래를 부르지 못했다. 소리의 크기, 높이, 음색을 구별할 수 없었던 것이다. 부모는 초등학교 입학 때까지 어떻게든 노래를 부를 수 있게 하려 노력했다. 그리고 마침내 초등학교 입학 전에 한 곡을 부를 수 있게 되었다.

"하지메가 노래했다"는 임상에서 환자의 건강을 유지하고 증진하기 위하여 치과의사로서 지금 무엇을 할 수 있는지 생각하는 데에 도움이 될 것으로 생각한다. 하지메 군은 난청이었지만, 그 상태가 하지메 군에게는 보통이고 그 상태밖에 모르는 것이다. 부모가 열심히 독순술을 가르쳐서 일반인과 소통할 수 있게 만들었다. 사회에서 살아갈 수 있도록 하지메 군의 능력을 최대한 발휘시킨 것이다.

진료실에서 의자에 앉아 있는 환자도 입안에 모종의 장애를 지고 있다. 그 사람의 능력을 미래까지 최대한 발휘할 수 있도록 하는 것이 치과의사로서 할 수 있는 건강 유지·증진일 것이다.

1) 치주질환에 대한 임상적 고찰

치주질환은 흔히 염증이 만성화되는데, 병리학 총론에서 염증의 진행 결과는 치유, 만성화, 죽음의 세 가지이다. 치주질환 염증의 진행 결과는 만성화로서 적어도 치유되지는 않는다. 만성화되면 일반적으로 종창(swelling)(역주: 세포 수가 증가하지 않은 채로 신체 일부분에 염증이나 종양 등으로 인하여 부어오른 것을 의미)이나 기능장애만 볼 수 있지만, 치은에 발적이나 종창이 보이면 염증이 생기고 있다고 해도 틀림이 없다. 물론 잇솔질을 할 때 출혈이 있으면 치주낭 상피가 궤양을 형성하고 염증이 생기고 있는 상태이다.

또한 치주질환은 치은염과 변연성 치주염으로 나눌 수 있다. 치은염은 염증이 치은에 머무른 것이고, 더욱 확산되어 치주조직(치은, 치조골, 치주인대, 백악질)에 염증이 파급된 것을 변연성 치주염이라 한다. 임상적으로 치은염과 변연성 치주염을 구별하기는 어렵지만 부착치은 소실이나 치조골의 흡수가 있다면 분명히 변연성 치주염이다.

임상에서 볼 수 있는 치주질환은 평소에는 그다지 증상변화를 알아차리지 못하다가 어느 날 갑자기 급성증상이 나타난다. 치은이 빨갛게 붓고(발적, 종창), 통증이 나고(동통), 열이 나고(발열), 치아가 흔들리고 씹기 어려워진다(기능장애). 그리고 고름이 나오고 며칠 지나면 가라앉아 수개월에서 수년간 증상이 나타나지 않는다. 그리고서 어느 날 다시 돌발적으로 급성발작이 일어난다.

전치에서는 치아가 정출(extrusion, 돌출)되어, 좌·우 균형이 깨지며, 구치부에서는 그 치아만 대합치와 접촉하고 동요는 날로 증가하여 물어뜯기 어렵게 된다. 이를 반복하면 마침내 발치에 이른다. 발치하지 않고 방치해 두면 자연 탈락하고, 그 흔적을 보면 궤양은 낫고 출혈도 없다. 즉, 치주질환도 어느 정도 진행되면 도마뱀 꼬리 자르기와 같이 생체 자체를 보호하기 위해 기능하지 않게 된 치아를 배척하는 반응이 나타난다. 배척작용이 일어나면 동요가 급격히 증가하여 치과의사들도 어떻게 할 수가 없다. Murakami Kazuo(분자생물학자, 쓰쿠바대학교 명예교수)는 이러한 현상을 '뭔가 위대한 것(something great)'이라고 말한다.

2) 치주질환에 대한 조직적 고찰

치은출혈은 치주질환 초기에 흔히 나타나는 증상이다. 여기서 출혈에 대해 다시 한번 생각해 보고 싶다. 출혈이란 혈액 성분이 혈관 밖으로 나오는 것으로 내출혈과 외출혈로 나뉜다. 내출혈(그림 20)은 상피가 정상인 경우에 나타나고, 외출혈(그림 21)은 상피가 찢어져 있는 곳(궤양)에서 일어난다. 잇솔질을 하면 피가 나는 것은 외출혈로 치주낭 상피나 치은의 내연상피가 찢어져 궤양이나 미란(糜

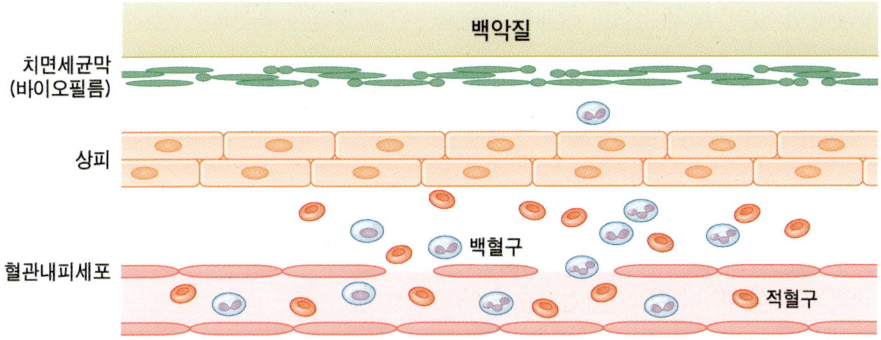

그림 20. 내출혈의 모식도.
적혈구가 혈관 밖으로 빠져나오고 있지만 상피는 건전한 상태이다.

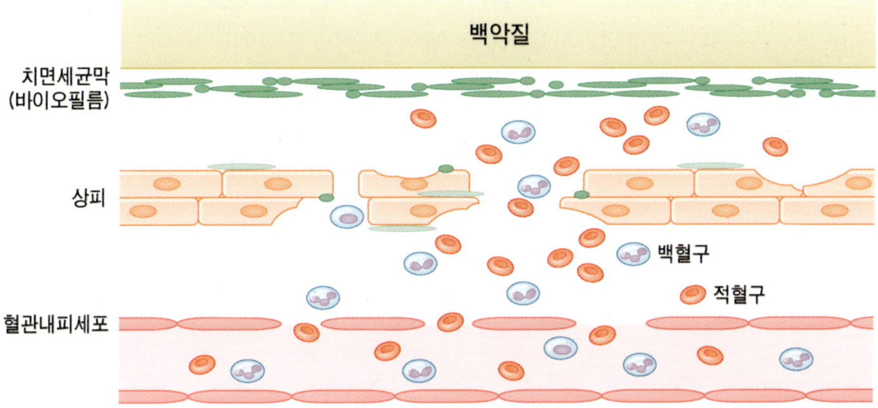

그림 21. 치은출혈(외출혈) 모식도.
치은출혈은 외출혈로서 치주낭 상피가 찢어져 있다(궤양).

爛)(역주: 표층에 국한되는 얕은 수준의 궤양, 짓무름)이 생겼다는 증거이다. 의사는 위궤양, 십이지장궤양이 발견되면 그것을 치료해서 낫게 한다. 치과의사도 치은출혈이 발견되면 궤양을 치료하여 치은출혈을 낫게 해야 한다. 치주낭의 궤양을 치료하는 것은 치과의사의 일이고 치과의사만이 할 수 있는 일이다.

치주질환의 원인인 치주병원균 대부분은 혈액 성분을 필요로 하며, 치은출혈이 보이는 부위에 정착하여 증식한다. 치주병원균의 균체내독소(lipopolysaccharide; LPS)는 다른 세균의 균체내독소보다 강력하다. 따라서 혈액 성분이 누출되는 것을 막으면 치주병원균의 영양이 차단되고 치주낭 속의 유익균이 우세하도록 바꿀 수 있다. 그리하여 염증은 가라앉아 가는 것이다.

그러나 궤양이 생긴 부분은 상피가 없으므로 치아 표면에 묻어 있는 치면세균막(바이오필름)과 결합조직이 맞닿아 있다. 베인 상처나 찰과상 표면에 바이오필름을 올려놓은 상태에서 물리적 자극(잇솔질 등)을 가하면 출혈이 생긴다. 치은열구 안에서 혈액 성분이 나오면 치주병원균은 혈액을 영양분으로 하여 더욱 잘 증식하여 갈 수 있다. 강력한 독력을 가진 치주병원균이 자리 잡아 살아가게 되면 치주조직의 파괴는 더욱 심해지고 치조골의 흡수도 일어난다.

치주낭 형성은 부착상피에 균열이 생기는 것으로부터 시작한다. 일반적으로 부착상피는 신진대사가 활발하여 궤양에 도달하지 못하고 실제로 하향 증식한다. 치주낭은 치주질환이 진행되면서 생긴 것으로 치주낭의 깊이는 반드시 치주질환의 중증도와 일치하지는 않는다. 왜냐하면 치주낭은 치은정(치은 꼭대기)에서 치주낭 바닥까지의 거리로 치은정은 붓거나 수축하거나 변동하므로 기준점이 되기 어렵기 때문이다. 치주질환의 진행 정도는 부착치은 수준(attachment level, 백악질과 법랑질의 경계에서 치주낭 바닥까지의 거리)이 더 정확하지만, 백악질-법랑질 경계는 치은으로 덮여 보이지 않는 경우가 많다(그림 22).

치주조직의 농양은 급성에서 만성으로 이행하는 시기에 보이며 고름의 성분은 세균, 호중구, 조직액이다. 치주낭의 궤양(상피가 파괴된 부분)에는 호중구가 가득 모여 세균의 침입을 막고 있다(37쪽 *8 참고). 호중구는 세균을 탐식하고 세포 내에서 활성산소를 내어 살균하고 처리한다. 탐식한 호중구는 언젠가 흡수되어 버리지만, 대량으로 발생한 경우 주위로부터 피막으로 덮여 농양을 형성한다. 농양벽은 외부 자극에 의해 파괴되어 고름으로서 치주낭에서 배출된다. 고름은 자연스럽게 흡수될 수도 있지만 절개하여 배농하면 상처가 빨리 낫는다.

또한 세균의 침습이 강하고 활성산소가 대량으로 백혈구 내에서 생산되면 일부는 호중구의 융해와

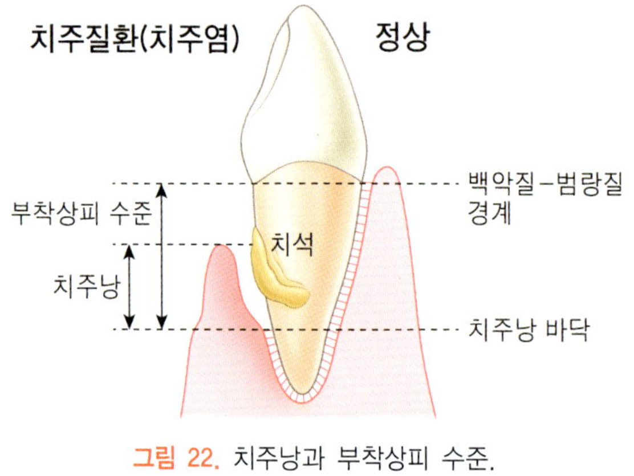

그림 22. 치주낭과 부착상피 수준.
부착상피 수준은 치주질환이 어느 정도 진행되고 있는지 보여 주는 지표이며, 치주인대의 파괴 정도를 추측할 수 있다.

함께 혈액에 들어가서 전신으로 돈다. 그리하여 만성변성질환(당뇨병, 만성 류머티스관절염 등)의 악화나 발생에 관여한다. 치주질환과 전신 만성변성질환의 관계는 활성산소의 전신 확장으로 설명할 수 있다(그림 10, 38쪽). 그러므로 치주조직의 궤양을 치료하면 만성변성질환에 대한 좋은 영향을 기대할 수 있을 것이다. 치주낭 상피의 궤양이 나았는지 어떠하였는지는 치은출혈로 판단한다.

쥐를 이용한 실험에 따르면 치조골 흡수는 부착상피의 하방 증식과 거의 동시에 일어나는 것으로 나타났다[15]. 균체내독소를 감지한 숙주세포는 다양한 사이토카인을 방출하고, 이들이 파골세포를 활성화하여 치조골 흡수를 유발한다.

3) 치주질환에 대한 병인론적 고찰

치주질환은 감염병이며 세균이 외래자극이 되어 일어나는 생체의 방어반응이지만, 현재 병인론에 큰 영향을 준 연구는 Theilade의 실험적 치은염이다(그림 2, 12쪽). 잇솔질을 중단하면 치면세균막이 부착되고 2~3일 후에 치은염이 발병한다. 잇솔질을 중단한 지 14~15일이 지나면 치면세균막의 부착과 치은염의 진행도 최고치에 이른다. 그 후에 잇솔질을 재개하면 치면세균막이 적어지고 2~3일 후가 되면 치은염도 가라앉는다. 치면세균막이 쌓이면 치은염이 일어나고, 치면세균막을 제거하면 치은염이 가라앉는 것으로 보아 치면세균막이 치은염의 원인이라는 결론에 도달하였다.

따라서 외래자극인 세균을 제거하면 좋겠지만, 현재는 치주병원균을 단독 세균종으로 좁히는 데까지는 이르지 못했다. 치주병원균*12으로 알려진 세균군은 급성감염증에서 나타나는 이른바 코흐의 3원칙(35쪽 *7 참고)을 충족시키지 못한다. 그러면 어떻게 하여 이들 균이 원인균으로 여겨지게 되었는가 하면 치주질환의 병소에서 분리될 확률이 높고 비교적 독력이 강하다는 공통점 때문이다.

그러나 치주질환의 병소에서 분리될 확률이 높다는 것만으로 인과관계(그 균에 의해 치주질환이 발생한다는 관계)로까지 발전시키는 데에는 의문이 남는다. 치주질환은 한 종류의 균에 의한 감염이라는 개념은 적용되지 않기 때문에 복합감염이라는 개념이 생겼다. 이제 치면세균막이라는 세균의 집단(바이오필름)이 치주치료의 타깃이 되고 있다. 아주 많은 세균종을 타깃으로 하는 치료법이 주효

*** 12 치주병원균**

치주병원균이라고 불리는 것에는 현재 *Porphyromonas gingivalis, Aggregatibacter actinomycetemcomitans, Tannerella forsythia, Prevotella intermedia, Campylobacter rectus, Fusobacterium nucleatum, Eikenella corrodens, Treponema denticola* 등이 있다. 이들 세균의 배양에는 혈액 성분이 사용되고 있다. 반드시 전혈은 아니고 혈청, 헤민, 응혈인자 등이다. *A. actinomycetemcomitans*는 혈액 성분이 없어도 증가하지만 혈액을 넣는 것이 증가하기 쉬운 것으로 알려져 있다.

하기는 매우 어렵다고 생각된다. 여러 종의 세균을 같이 제거하면서 유익균까지 함께 제거하여서는 안 되기 때문이다.

또한 치석도 중요한 요인으로 여겨지고 있지만, 왜 치석이 그렇게 중요한 요인인지 이해하기 어렵다. 히포크라테스 시대부터 치석을 제거하는 도구가 있었다고 한다. 치석 제거는 그렇게 오래된 치료법이지만, 그것을 반복해도 발치에 이르는 경우가 대부분이다. 임상에서 치석을 제거하면 일시적으로 심한 치주질환 증상이 개선되는 경우가 많다. 왜 일시적으로 증상이 개선되는가 하면 스케일러 등을 치주낭 내에 삽입하면 세균총에서의 공생관계가 흐트러져 산화환원전위에 변화가 일어나 일시적으로 혐기성균이 사멸하기 때문이라고 한다(Yamada Tadashi: 도호쿠대 명예교수).

치석에는 치은연상치석과 치은연하치석이 있다. 치은연상치석은 침샘 개구부에 부착되기 쉽고 치면세균막이 어느 정도 축적된 부분에 형성되므로 잇솔질로 치면세균막을 말끔히 제거하면 된다. 치은연상치석이 생기는 부분은 잇솔모 끝이 닿지 않았다는 증거로서 치은의 활성화가 충분히 되지 않고 있다. 치은연상치석이 붙어 있는 곳에 치은염증이 많이 나타난다고 하더라도 그 상관관계는 거짓상관관계(위상관)이다. 실제로 Silness와 Lőe는 치면세균막에 비해 치석은 염증과 상관관계가 낮다는 것을 보여 주었다[16]. 치석은 치면세균막에서 생기므로 치석과 염증과는 거짓상관관계일 가능성이 있다.

더불어 치은연하치석이 붙어 있는 부분은 치주질환이 심각해져 있으므로 철저히 제거해야 한다고 믿고 있다. 만일 치은연하치석과 치주질환 사이에 상관관계가 있을지라도 이론적으로 인과관계로 발전하지는 않는다. 오히려 역학적으로는 검증되지 않았다고 말할 수 있다. 치은연하치석은 암갈색 또는 흑색을 띠고 있다. 치은연하치석이 검은 이유는 혈액 속의 헴철(heme iron)을 포함하고 있기 때문이라고 한다.

그것이 사실이라면 치은연하치석은 출혈로, 즉 궤양이 생겨 이미 염증이 난 곳에서 형성된 것이라고 할 수 있고, 치은연하치석은 치주질환의 원인이 아니라 치주질환의 결과로 생긴 것으로 보아야 한다. '치은연하치석을 본 적이 있는가?'라고 물으면 치과의료 종사자 대부분이 '있다'라고 답한다. 그 색상은 '암갈색'이거나 '검은색'이라고 대답한다. 이처럼 치은연하치석은 눈으로 볼 수도 있지만 경우에 따라서는 탐침으로 촉지할 수 있다.

그러나 치은연하치석이 확인되지 않은 부위에서도 치주질환은 일어난다. 치은연하치석이 붙어 있지 않은 치주질환이 존재하는 것이다. 치은연하치석이 붙어 있는 치주질환과 붙어 있지 않은 치주질환 두 가지를 생각할 수 있지만 아직 구별되지는 못하고 있다. 그러나 이 두 가지 공통점은 치은연하치면세균막이다.

여기서 치주조직의 건강은 어떤 메커니즘으로 유지되고 있는지를 생각해 보자.

동물은 세균이 가득 차 있는 지구상에 탄생하였다. 세균이 지구상에 나타난 것이 30억 년 전이고, 동물이 갑자기 나타난 것은 6억 년 전이다. 세균은 지구상에 나타난 최초의 생물이며, 식물과 동물은 세균으로 뒤덮인 지구상에 태어났다. 동물은 세균과 공생하고 있다. 돌연변이로 태어난 동물들도 토착세균의 공격을 받았을 것이다. 인간도 상피라는 기관이 있어서 세균의 침입으로부터 신체를 지켜 현재까지 진화해 왔다. 공격에 진 동물 종류가 많았을 것이다. 세균의 침입을 거부하는 조직을 갖춘 동물만이 생명을 유지하고 자손을 번영시킬 수 있었다. 그 조직은 상피로서 상피의 낙설(37쪽 *8 참고)이 세균 침입에 방비하는 수단이다. 세균 중에서도 세력 다툼이 있고 유익균이 우세한 곳에서는 유해균이 증식할 수 없다. 인간은 유익균의 도움으로 살아가고 있다고 해도 과언이 아니다. 세균과 공생하고 있으므로 치면세균막을 제로로 만들거나 외부 환경을 완전히 살균하는 것은 어차피 무리이다.

상피는 기저세포가 분열되어 세포를 표층으로 밀어 올린다. 가장 바깥쪽 상피세포는 피부에서 떨어져 나간다. 피부에서 떨어져 나갈 때 상피세포 주위에는 세균이 잔뜩 묻어 있다. 낙설이 일어난 곳에는 세균이 묻지 않은 새로운 세포가 노출된다. 새로운 세포 위에 세균이 붙고 그 세포는 떨어져 나간다. 이러한 낙설이 반복되면서 몸은 감염으로부터 자신을 보호하고 있다. 기저세포의 분열이 늦어지거나 낙설이 늦어지면 표피에 묻은 세균은 상피세포 사이나 상피세포 내로 침입한다.

상피의 신진대사가 세균의 침입 속도를 따라가지 못하게 되면 세균은 더욱 심층까지 간다. 그리고 상피가 세균이 내는 물질(균체내독소)에 반응하여 사이토카인을 방출하면 호중구, 대식세포, 림프구 등이 모인다. 그로 인해 모세혈관은 확장되고 염증이 생긴다. 그리고 치은열구 내에 혈액 성분이 나오면 *P. gingivalis*로 대표되는 치주병원균이 자리를 잡고 살게 된다.

치주조직의 건강은 상피에 의해 일차적으로 보호되고 있으므로 궤양이 생긴 후 조직의 면역반응보다 신체를 감염으로부터 보호하는 상피의 역할을 중시하는 치료법이 중요할 것이다. 그런 의미에서 숙주 강화를 도모하는 치료법인 와타나베 치간세정요법은 합리적이라고 할 수 있다.

3. 숙주면역강화요법을 기반으로 하는 와타나베 치간세정요법의 임상

1) 임상 요점 정리

감사하게도 치간세정요법이라는 이름은 상당히 널리 퍼지고 있다. 한국에서는 대부분의 치과대학과 치위생학과에서 강의하고 치과위생사 국가시험에도 출제되었다(와타나베법 또는 와타나베 칫솔질법으로 표기). 치과위생사가 되기 위해서는 치간세정요법을 이해해야 한다는 의미이다. 그러나 이러한 개념은 치면세균막 제거이며, 오리지널 치간세정요법이 바탕이 되고 있다. 질병 자체를 치료하기 위해서는 원인제거요법과 함께 숙주의 치유능력이 필요하다.

치간세정요법은 바스법과 같은 정도의 치면세균막 제거 효과가 있으나(표 9), 특히 치간부의 치면세균막 제거 효과에서는 치간세정요법이 분명히 우위에 있다. 치간세정요법이 왜 이렇게 효과가 있는지 연구한 결과, 치면세균막 제거 효과보다 숙주면역 강화에 더 큰 영향을 미치는 것으로 나타났다. 즉, 원인제거요법과 숙주면역강화요법 두 가지를 겸비하고 있는 것이 치간세정요법이다. 그리하여 자연히 치간세정요법의 방법도 달라지고 있다. 이쯤에서 새로운 사고방식을 바탕으로 개발된 숙주면역강화요법으로서의 치간세정요법을 정리해 보자.

(1) 사고방식

치은강화론, 즉 치은을 자극하여 세포를 증식시키고 세균의 침입에 대한 치은의 저항력을 높인다(숙주면역강화요법).

(2) 이론

① 치은출혈은 외출혈이며 치주낭 상피가 궤양을 일으키고 있다.

② 염증을 억제하고 궤양, 출혈을 치료하기 위해서는 상피기저세포와 섬유아세포, 혈관내피세포의 증식을 촉진하는 것이 중요하다.

③ 궤양이 치유되면 상피에 의한 감염방어 메커니즘이 작동하고, 출혈이 감소하면 치주병원균의

표 9. 와타나베 치간세정요법의 치면세균막 제거 효과(바스 잇솔질법과 비교)[4)]

	잇솔질법	평균 치면세균막 지수		치면세균막 제거율(%)
		실험 전	실험 후	
인접면	와타나베법	2.36±0.55	0.97±0.28***	57.5±12.5*
	바스법	2.24±0.55	1.34±0.35	39.8±9.4
협·설측	와타나베법	2.30±0.61	0.95±0.32	58.3±10.5
	바스법	2.24±0.61	0.95±0.41	55.7±14.0

평균±표준편차, 바스법과 비교 (*** $p<0.001$, * $p<0.01$)

30초간 치간세정요법과 바스 잇솔질법으로 전문가 잇솔질을 시행하였다. 치면세균막 제거 효과는 협측과 설측에서는 차이가 없었지만 인접면에서는 와타나베 치간세정요법이 효과가 더 있었다.

영양이 차단되어 증식을 억제할 수 있다.

④ 잇솔모 끝의 자극으로 치은 섬유아세포와 치은 혈관내피세포, 치은열구 상피기저세포, 골아세포를 증식시킨다.

⑤ 잇솔모 끝이 닿는 곳에서만 세포증식이 일어난다. 따라서 치은염의 초발 부위인 치간부 치은에 잇솔모를 넣는다.

⑥ 세포증식이 가장 잘 나타나는 힘과 시간은 2열 6모 다발 잇솔(SheLove 2×6)을 사용했을 때 100~150g 힘, 10~15초가 권장된다.

⑦ 일주일에 두 번, 2주 동안 전문가 치간세정요법을 시행하면 대부분의 치은출혈을 멈출 수 있다.

⑧ 전문가 치간세정요법을 시행할 경우, 하루에 한 번보다 두 번 시행하면 증상이 더 빨리 호전된다.

(3) 전문가 치간세정요법(오리지널 와타나베 치간세정요법, 15쪽 참고: 잇솔모를 치간부에 넣기 위해서는 잇솔모를 이쑤시개처럼 사용한다)

- 근원심 각도: 구개측(입천장쪽)이나 설측(혀쪽)에서 잇솔모의 끝을 치간부에 넣는 각도를 찾기는 어렵지만, 손잡이를 세로로 하고 잇솔모 끝을 근심이나 원심 쪽으로 넣기 쉬운 각도를 찾는다(그림 6, 18쪽). 넣기 쉬운 각도가 발견되면 그 각도를 유지한 채 1초에 2~3회의 피스톤운동(밀고 당기기)을 반복한다. 그보다 빠르면 엉성해지고 치간세정요법의 쾌적함이 사라진다. 협측(뺨쪽)으로 넣을 때는 잇솔 손잡이를 옆으로 눕히고 잇솔 머리 뒤쪽 솔이나 앞쪽 솔 끝을 이용해 치간부에 넣기 쉬운 각도를 찾는다(그림 5, 17쪽).
- 상·하 각도: 치은에 잇솔모 끝을 직각으로 대면 통증이 동반되는 경우가 많다. 상악에서는 잇솔모 끝을 약간 아래로 향하게 하고 하악에서는 잇솔모 끝을 위로 향하게 한다.
- 중요한 것은 잇솔모 끝으로 치은을 자극하는 것이고, 잇솔모 끝을 피스톤운동으로 빼냈을 때 치은에서 멀어지도록 잇솔모 끝을 사용한다.
- 치주낭의 깊이에 따라 자극하는 부위를 고려한다. 7mm 치주낭에서는 궤양이 생긴 변연치은에서 치주낭 바닥 쪽으로 2~5mm 부위를 자극한다. 왜냐하면 궤양은 변연치주에서 2mm까지의 부위와 치주낭 바닥에서 2mm의 부위에는 생기지 않는다. 아마도 변연치은에서 2mm까지는 일반적인 잇솔질로도 자극이 충분히 가해질 것이기 때문이다. 그리고 치주낭 바닥에서 2mm는 부착상피세포의 분열이 왕성하여 궤양이 잘 생기지 않는다.

- 잇솔질을 할 때는 차례를 정해 시행한다. 예를 들어, 우측 상단의 구치부 쪽에서 시작하여 협측을 오른쪽에서 왼쪽으로 닦고 좌측 상단 구치부까지 오면, 좌측 상단 구개(입천장)로 이동하며 구개 쪽은 왼쪽에서 오른쪽으로 옮겨간다. 우측 하단 구개까지 다 닦고 나면 우측 하단 협측으로 이동하고 협측 왼쪽으로 향하게 된다. 좌측 하단 협측까지 닦고 나서는 설측으로 넘어간다. 그리고 마지막으로 교합면을 닦는다.
- 와타나베 치간세정요법으로 술자가 직접 환자의 구강에 잇솔질을 시행하고, 기분이 상쾌해지도록 하려면 잇솔 손잡이의 탄력성을 이용하여 잇솔질을 한다. 잇솔 손잡이를 꽉 쥐면 잇솔질을 할 때 압력이 강해질 수 있다. 부드럽게 쥐어도 강한 잇솔질 압력을 낼 수 있게 되면 환자에게는 기분이 좋은 잇솔질이 된다.

2) 구체적 방법

(1) 초진일

치주조직검사와 와타나베 치간세정요법으로 전문가 잇솔질을 시행한 다음, 마지막에는 잇솔에 치약(세치제)을 묻히고 마무리로 잇솔질을 한 번 더 시행한다. 그 이후 오늘의 진료내용과 치주조직검사의 내용을 환자에게 설명한다. 치아의 동요도를 측정하는 목적은 앞으로 계속 치료하면 치아가 기능을 어느 정도 회복할 수 있는지 확인하기 위한 것이라고 설명한다. 치주낭의 깊이는 병변이 어디까지 진행되고 있는지, 치료를 통해 개선되었는지를 보여 준다. 가성 치주낭이 줄어드는 것을 알게 되면, 와타나베 치간세정요법의 의미를 알기 쉽다.

BOP(bleeding on probing: 치주탐침 시 출혈)로 치주낭 상피의 궤양 부위를 추측할 수 있다. 이들 측정치가 치료 시작 후 얼마 만에 개선될 것인지 아는 것도 필요하고, 자신의 기량으로는 어떤 증례를 치유할 수 있을 것인지 발견하는 것도 즐거운 일이다. PCR(plaque control record: 치면세균막 관리지수)은 잇솔모의 끝이 닿았는지 여부를 나타내는 지표가 된다.

이어서 와타나베 치간세정요법으로 전문가 잇솔질을 한다. 잇솔은 치간세정요법에 적합한 것(2줄모 잇솔)을 사용하면 잇솔질이 쉽다. 처음에는 치약을 사용하지 않고 치간부에 잇솔모 끝을 확실히 삽입하여 출혈 부위를 확인하고 출혈량을 알 수 있다.

초진에서 잇솔질을 할 때 통증을 호소하는 환자에게는 통증을 줄이기 위해 잇솔질 압력을 조절한다. 잇솔모 끝을 치면과 직각으로 밀어 넣으려고 하면 통증을 느끼는 경우가 많으므로, 잇솔 끝을 치아의 절단연 방향으로 기울여서 2열모 잇솔의 1열만 치간부에 삽입하고 나머지 1열은 치면에 미끄러지게 한다. 100~150g 힘으로 10~15초간 잇솔질에서 나온 값은 중강도 잇솔을 사용하여 나온 데이터로서, 부드러운 연모 잇솔에는 적용되지 않는다.

또한 연모 잇솔로는 치은출혈이 나을 수 있을지 없을지 알 수 없다. 아마도 물리적 자극이 너무 약해서 세포증식에 의한 숙주면역 강화로 이어지지는 않을 것으로 생각된다. 잇솔질 할 때의 통증은 첫 회에만 느낄 뿐 두 번째부터는 대부분 느끼지 못하게 된다. 잇솔질을 할 때 통증의 호소는 젊은 여성에서 많다. 20세 여성에서 25%가 잇솔질을 할 때 통증을 호소하고 있었다. 나이가 들수록 잇솔질 할 때의 통증 호소가 줄어든다.

출혈 부위는 1치 단위로 협측(뺨쪽)과 순측(입술쪽), 설측(혀쪽)과 구개측(입천장쪽)마다 기입해 둔다. 궤양 부위를 알기 위해서이다. 치은출혈 여부는 기본적으로 치주탐침으로 치아별로 6부위를 검사하여 평가한다. 하지만 이보다는 잇솔로 전체 치은을 닦으면서 잇솔에 피가 묻는지를 눈으로 보며 평가하는 것이 쉽다. 출혈량은 상악을 닦을 때 잇솔 전체가 피로 물들어 버리는 정도는 상-3, 잇솔 끝에 조금 피가 묻으면 상-1, 그 중간을 상-2로 기록한다. 하악에서는 하-3, 하-1, 하-2로 한다. 이렇게 기록해 두면 초진 때 전문가 잇솔질을 한 다음에는 이 값이 급격히 감소하는 것을 확인할 수 있다.

와타나베 치간세정요법으로 전문가 잇솔질을 하는 목적은 환자에게 잇솔질 기술을 지도하는 데에 있지 않다. 따라서 환자에게 손거울을 주지 않아도 된다. 전문가 잇솔질은 환자에게 기술을 가르치는 것이 아니라 시술자의 기술로 치주질환을 치료하는 것이 목적인 치료법이다. 물론 와타나베 치간세정요법으로 시술자가 직접 잇솔질을 시행하는 것은 구강청결에 대한 동기부여에 효과적이다. 환자의 행동 변화를 기대할 때 목표를 제시하는 것이 효과적이라고 생각한다. 와타나베 치간세정요법으로 이를 닦을 때의 상쾌한 기분이나 유효성(특히 치은출혈 개선)을 환자에게 알리고 이 과정에서 느낀 감각이 잇솔질의 목표임을 환자가 스스로 알게 하는 것, 그 기억을 바탕으로 가정에서 환자 자신이 재현하도록 하는 것이다.

치은세포 증식은 잇솔모 끝이 닿는 곳에 한정되어 있으므로 치주낭 깊이를 확인하면서 잇솔모 끝을 댄다. 치주낭 상피의 궤양을 최대한 빨리 복구하기 위해서다. 치주탐침검사의 값이 6mm인 부위와 2mm인 부위는 잇솔모 끝을 맞추는 방법과 방향이 당연히 다르다. 치주낭이 7mm인 부분에서는 잇몸에서 2~5mm 사이의 유리치은(free gingiva)을 잇솔모 끝으로 콕콕 치면서 찌르듯이 자극을 주어 치은세포의 증식을 촉진하고 치은출혈을 억제한다. 궤양이 발생하는 곳은 치주낭 바닥에서 1~2mm 정도 치관에 접근한 곳이므로, 치은 가장자리보다 1~2mm 치근쪽 범위 내이다. 치주탐침검사 값이 2mm인 부위에서는 오리지널 와타나베 치간세정요법이나 바스법, 스크러빙법 등의 잇솔질법으로도 충분히 세포증식을 촉진할 수 있다.

치은농양이 있는 부위에서는 잇솔모 끝으로 아프지 않을 정도로 농양부에 자극을 주면 치주낭에서 배농할 수 있다. 이러한 경우에는 절개가 필요 없다. 잇솔질을 할 때 통증은 처음뿐이고 두 번째 잇솔질부터는 거의 호소하지 않는다. 염증의 5대 증상 중에서 통증이 제일 먼저 사라진다.

초진일 마지막에는 불소가 함유된 치약을 바르고 다시 와타나베 치간세정요법으로 전문가 잇솔질을 시행한다. 치약을 사용하는 것은 불소로 인한 우식예방과 아울러, 상쾌감을 맛보게 하고 귀가시키기 위함이다. 먼저 환자에게 '모든 치아에 치약을 바르고 순서를 정해 잇솔질을 하겠습니다'라고 말한다. 치약에는 불소가 들어 있으므로 모든 치아에 불소를 골고루 퍼지게 함과 동시에 계면활성제의 작용(비누의 역할)을 유효하게 하기 위해서이다.

순서를 정해서 하면 잇솔모의 끝이 닿지 않고, 즉 잊어버려 닦지 않고 지나가는 부위를 없앨 수 있다. 치약을 잇솔 다발 4개(5~6mm) 정도에 바르고, 환자의 치아에 골고루 바르면서 '모든 치아에 치약을 바릅니다'라고 설명한다. 이어서 하악 우측 구치(어금니)의 설측부터 닦기 시작하여 '이번에는 오른쪽 아랫니 안쪽부터 닦기 시작하여, 아랫니 안쪽을 왼쪽으로 진행합니다. 그때 잇솔모 끝이 꼭 이쑤시개처럼 치아와 치아 사이로 파고들게 합니다. 어렵다면 잇솔모 끝으로 잇몸을 쓰다듬듯이 치아 사이로 찔러 넣겠습니다. 왼쪽 안쪽까지 이르게 되면 안쪽 치은을 자극하고 난 다음, 왼쪽 바깥쪽으로 넘어갑니다. 바깥쪽을 닦으면서 차례로 오른쪽까지 오면 마지막으로 교합면을 닦고 윗니로 넘어갑니다'라고 실제 장면을 설명한다. 귀로 들어오는 정보와 치은에서 느끼는 감각을 일치시켜 이해를 높이도록 한다. 많은 환자가 고개를 끄덕이면서 잇솔질을 받는다. 하악 잇솔질이 끝나면 '윗니도 마찬가지로 순서를 정하여 시행합니다'라고 설명하면서 전문가 잇솔질을 시행한다.

치약을 바른 두 번째 전문가 잇솔질 후에 환자로부터 질문이 나오면 매우 성공적이다. 시술자 측이 혼자 말하는 것만으로는 자기만족만 될 뿐, 상대방에게는 아무것도 전달되지 않는다. '말 잘하는 사람은 듣기도 잘한다'라는 말처럼, 환자에게 설명을 잘하고 잘 들으면 자신들의 일에 대한 성과를 더 높일 수 있다고 생각된다. 이것이 동기부여의 또 다른 포인트이다.

최근에는 초진일에 사용한 잇솔을 환자에게 주고서 다음 내원할 때 그 잇솔을 가져오게 하는 치과의원이 많다. 두 번째 이후 내원할 때 잇솔 가져오는 것을 잊어버린 환자는 새것을 구입하게 한다. 잇솔을 진료실에 보관하는 곳도 있지만 집에서 잇솔질을 할 때 다른 잇솔을 사용하면 치간부에 들어가기 어렵고, 와타나베 치간세정요법으로 시술자가 직접 해 준 잇솔질이 재현되지 않아 동기부여가 어렵다. 환자의 동기부여는 처음 대면 때 임팩트를 주는 것이 가장 효과적이다.

와타나베 전문가 치간세정요법은 기존 치주치료와는 다른 이론과 기술이기 때문에 다른 병원과 차별화에 효과적이다. 그리고 전문가 치간세정요법의 유효성을 환자에게 알리는 것은 향후 진료를 진행하는 데에도 중요하다. 따라서 초진 시 와타나베 전문가 치간세정요법은 베테랑 시술자가 하는 것이 좋다.

젊은 환자들은 초진에서 잇솔질을 할 때 통증을 호소할 수 있다. 잇솔질을 할 때 느껴지는 통증은 대부분 두 번째 방문 때는 사라지지만, 잇솔에 가해지는 힘을 약하게 하거나 잇솔모 끝의 각도를 치아 끝으로 기울임으로써 통증을 줄일 수 있다. 부드러운 잇솔(연모)을 사용하면 어느 정도의 치은조직 반응을 얻을 수 있는지 아직 모르기 때문에 연모 잇솔을 추천할만한 근거는 아직 없다.

또한 초진일에 치석 제거는 가급적 하지 않기를 권한다. 치석 제거는 기존 치주치료의 기본적인 조치로서 전 세계 치과의사들이 해야 한다고 믿고 있다. 이 '믿음'은 숙주면역강화요법의 위력을 이해하는 데에 방해가 된다. 다른 치과의원과 차별화를 위해 전문가 치간세정요법(숙주면역강화요법)만으로도 치은출혈이 줄어드는 것을 환자에게 이해시키고 인상을 깊게 남겨야 한다. 잇솔질을 할 때 출혈이 많았던 환자는 3~4일 후에 다시 내원하게 한다. 1주일에 두 번꼴로 전문가 잇솔질을 시행하면 2주 정도 만에 치은출혈이 멈춘다(그림 23).

와타나베 전문가 치간세정요법은 치주검사 결과를 보면서 시행한다. 유리치은의 궤양이 치유될 수 있도록 하는 것을 첫 번째 목적으로 하고 있으므로 치주낭 깊이가 2mm인 부위와 6mm인 부위에서는

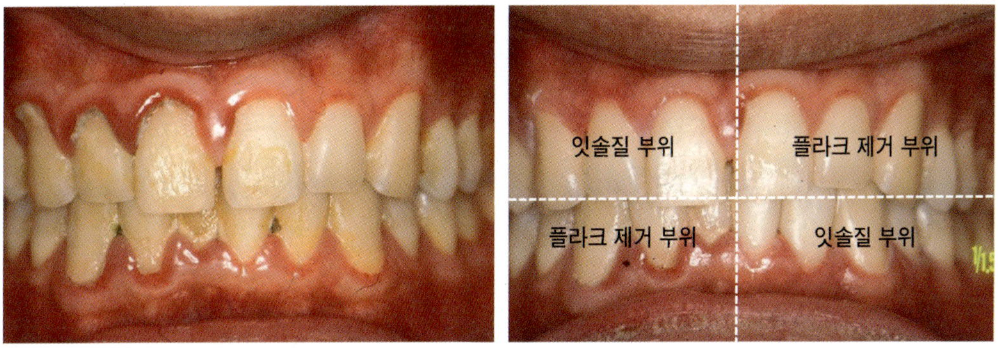

그림 23. 와타나베 치간세정요법과 스케일러로 치면세균막 제거 비교.
치과의사가 매일 와타나베 치간세정요법으로 2주간 직접 잇솔질을 한 후의 구강 내 사진. 스케일러로 2주간 치면세균막 제거만을 시행한 부위는 2주가 지나도 발적이나 종창이 남아 있지만, 와타나베 치간세정요법으로 잇솔질을 해 준 부위에서는 거의 모두 사라졌다.

잇솔모 끝을 대는 장소가 달라진다. 6mm 치주낭 부위는 치은 가장자리에서 2~5mm 사이의 외연상피에 자극을 주어 치은 내연상피의 증식을 촉진한다.

치은세포 증식 촉진은 잇솔모 끝이 닿아 있는 곳에만 한정되므로, 치은변연에서 2~3mm 사이로 자극이 가해지면 6mm 치주낭의 치관쪽 1/3만 치료되고 치근쪽 2/3 병소는 그대로 남아 있다. 병소가 화농한 경우 치관측 1/3만 낫게 되면 치은열구를 이용한 배농 통로가 끊어지고 치은농양을 만들 수 있으므로 주의가 필요하다[역주–치은농양 배농: 미세한 치간솔(interdental toothbrush)을 치주낭 속에 넣어 진동하면서 배농할 수 있음]. 이러한 치은농양은 초진 환자에게서 볼 수 있으며 재발하는 일은 적다.

(2) 두 번째 내원

와타나베 전문가 치간세정요법에서도 필요에 따라 치석 제거를 하고 마지막으로 치약을 잇솔에 묻히고 한 번 더 잇솔질을 시행한다.

우선 초진일 이후 구강 내의 변화를 듣는다. 대부분이 '좋아졌다', '피가 멈췄다' 등으로 대답할 것이다. 초진에서 시술자가 해 준 치간세정요법만으로도 효과를 본 것이다. 별로 다르지 않다는 환자도 있지만, '출혈은 어떠세요?'라고 물으면 '그건 멈췄어요'라거나 '줄었어요'라고 대답해 줄 것이다. 치간세정요법의 위력을 환자에게 직접 표현하게 함으로써 숙주면역강화요법의 우수성을 인식시킬 수 있다. 치은출혈 개선이 바로 치간세정요법의 특징이다.

일반적으로 구강보건 교육과정에서 잇솔질을 가르치거나 치면세균막 부착 부위를 보여 주고 있지만, 동기부여에 성공한 사례는 드물다. 동기부여란 그 사람의 행동 변화를 일으키게 하는 것으로서 환자가 단어를 아는 것만으로는 부족하다. 행동 변화를 일으키기까지는 '첫째, 그 말을 안다(이해 단계), 둘째는 표현할 수 있다(관심 단계), 셋째는 실천한다(참여 단계), 마지막으로 그 효과를 실감한다(습관화 단계)'의 네 단계가 필요하다.

두 번째 방문에서는 '알고 있다', '표현할 수 있다'의 두 단계까지 진행하면 좋겠다. 또한 목표를 제시하는 것도 동기부여에 중요하다. 와타나베 전문가 치간세정요법을 통해 치은출혈이 낫는 것을 실감하게 하고, 잇솔질을 할 때 출혈이 없고, 입안이 상쾌하고 불안감이 없어지는 것이 와타나베 치간세정요법에 의한 치주치료의 목표이다.

다음으로 와타나베 전문가 잇솔질을 시행하면서 출혈 부위와 출혈량을 기록하고 초진 때와 비교한다. 개선되고 있으면 그 사실을 환자에게 알리고 치간세정요법의 유효성을 재인식하게 한다. 어느 부분의 출혈이 없어졌는지 출혈량이 줄었는지 알려 주고 최근 2~3일간의 잇솔질을 칭찬해야 한다.

Yamamoto Isoroku(태평양전쟁 당시 일본 해군 원수)는 '실천해 보이고, 가서 들려주고, 칭찬해 주면 사람은 움직인다'라고 말한 바가 있다. 칭찬이 사람을 움직이는 요령이다.

비록 잇솔질 방법의 기술적인 교육은 하지 않지만 초진일에 시행한 전문가 잇솔질에 의해 행동 변화가 일어난 것을 환자와 함께 확인하는 것이 좋겠다. 환자가 와타나베 전문가 잇솔질의 위력을 인식한 단계에서 치석 제거를 하는 것도 좋지만 너무 서둘러 할 필요는 없다. 전문가 잇솔질을 시작한 지 2주 정도 지나면 치은출혈은 없어지고 부었던 치은도 가라앉고 치은연하치석이 보일 수 있다.

이 단계에서 치석 제거를 하면 지각과민이 일어나지 않고 깨끗이 제거할 수 있다. 치은연하치석이 노출되더라도 미용적인 문제 이외에 특별히 치석 제거를 할 필요는 없다. 스케일링을 할 때 고통과 지각과민은 스케일링과 치근활택술(root planing)의 폐해라고 할 수 있다. 환자들은 '치과에 가서 입안이 깨끗해지는 것은 좋지만, 치아가 긁히거나 징징하는 불쾌한 소음을 듣고 싶지는 않다. 저렇지만 않으면 치과에 가도 괜찮은데...'라는 말은 귀담아들을 필요가 있다.

또한 치은연하치석이 치주질환의 원인이라면 원인(치은연하치석)을 제거하지 못했는데 염증이 나을 리가 없다. 치은염증이 가라앉고서 치은연하치석이 나타난 것은 치은연하치석이 치주질환의 원인이 아니라는 증거가 된다. 치은연하치석은 치주낭 내에 출혈이 있는 곳에 생긴 것이므로 염증의 산물이며, 치석 제거로 세균을 교란하고 혐기적인 환경을 일시적으로 바꿈으로써 세균의 영양 사슬이 무너진 결과 급성증상은 개선되었지만, 염증이 재발할 가능성은 매우 높다.

현재 일본 국민건강보험에서는 치석 제거를 해야 보험점수가 청구되기 때문에 환자 모두에게 치석 제거를 시행하고 있다. 치석이 붙어 있지 않은 사람에게도, 또 부착되어 있지 않은 곳도 치석 제거를 하고 있다. 치주질환 환자에게 매번 초음파 스케일러로 치석 제거를 하는 치과위생사도 있는데, 숙주면역강화론으로 볼 때 효율적이지 못한 치료법이라고 생각된다.

치석 제거보다 중요한 것은 치면세균막의 제거이다. 치은연하 세균막은 치근면에 부착하여 바이오필름을 형성하고 있으나 제거하는 것은 불가능에 가깝다. 바이오필름이란 수십 가지 세균 덩어리로서 부엌 배수구에 붙어 있는 끈적끈적한 점액 같은 것이나 강바닥의 돌멩이 뒤쪽에 끼어 있는 이끼 같은 것을 말한다. 치석을 제거하면 치석 표면에 붙어 있는 치면세균막은 치석과 함께 제거되므로 어느 정도의 효과는 기대할 수 있지만, 치석이 붙어 있지 않은 부위의 치은연하 세균막 제거, 즉 바이오필름의 완전한 제거는 불가능하다.

치은연하 세균막 제거는 큐렛 타입의 스케일러를 이용하여 칼날의 끝부분을 치근면을 따라 삽입하고, 치주낭 바닥에 도달하면 칼날의 끝부분을 치근면에서 떼지 않고 긁어낸다. 제거된 치면세균막을 관찰하는 것도 좋다. 화농 부위에서는 고름즙과 비슷한 것이 묻어나오지만, 염증이 나으면서 단단하게 반죽한 유지놀 시멘트 같은 회백색의 치은연하 세균막이 스케일러에 묻는다.

이 단계에서는 여전히 치주낭에서 출혈이 있고 재발할 수 있다. 치유되면 치주낭에서 출혈도 없어지고 치은연하 세균막도 없어진다. 치은연하 세균막이 제거된 후에 치은출혈이 나은 것이 아니라, 치은출혈이 나았으므로 치은연하 세균막의 조성이 바뀐 것이다.

(3) 세 번째 내원

기본적으로 두 번째 내원 때와 동일하게 반복하며, 숙주면역강화요법을 통해 치은세포 증식을 촉진한다. 와타나베 치간세정요법은 기술적으로 어렵기 때문에 전문가가 잇솔질을 하여 치주질환을 치료하는 것이다. 와타나베 전문가 치간세정요법을 시행하면서 출혈 부위와 상·하악의 출혈량을 기록하여 이전 내원 때와 비교한다.

그리고 시술자 자신의 기술평가를 시행한다. 치은출혈에 개선이 인정되지 않으면 시술자의 기능을 재점검해 본다. 치은출혈을 치료하려면 치은세포의 증식을 촉진해야 하는데 치은세포는 잇솔모 끝이 닿아 있는 곳에서만 증식한다. 와타나베 전문가 치간세정요법을 사용해도 잇솔모 끝이 닿지 않으면 세포는 증식하지 않고 궤양이 그대로 남아 있다. 따라서 잇솔질로서 치은출혈을 중지하기 위해서는 상당한 지식과 기술이 요구된다.

치은상피세포의 신진대사는 다른 세포에 비해 매우 빠르다. 상피세포가 새것으로 교체되는 것은 피부에서 28일 정도 걸리지만, 치은에서는 6~7일 또는 10~12일이라는 설이 있으므로 다른 부위에 비해 빨리 낫는 것으로 보인다. 궤양 부분의 크기와도 관련이 있지만, 와타나베 전문가 치간세정요법의 임상경험에 따르면 일주일에 2회씩 2주 동안 하면 대부분의 사례에서 치은출혈이 사라진다.

(4) 네 번째 내원

두 번째 내원 때와 동일한 치료를 반복한다. 와타나베 전문가 잇솔질에서 치은출혈이 확인되지 않은 환자의 경우, 다음 내원에서 치주조직검사를 실시하고 유지(maintenance) 단계로 이행한다. 잇몸출혈이 있는 부위는 궤양이 생겼다는 증거이므로 궤양을 치료하기 위해 노력한다. 와타나베 전문가 잇솔질 이외에도 치주낭을 세척하면 효과적이다.

치주낭에 혐기성 세균이 많기 때문에 세정액으로 필자는 과산화수소수를 사용한다. 치주낭에 세정액을 충분히 주입하기 위해서는 근관세척용 주사기를 사용하는 것이 편리하다. 근관세척용 주사기 끝단을 치주낭 바닥에 넣고 과산화수소수를 주입한다. 혈액 속 카탈라아제(catalase)의 작용에 의해 산소가 발생하고 활성산소와 호기적인 환경이 됨으로써 편성혐기성균의 살균을 기대할 수 있다. 발포작용은 치주낭의 이물질 제거도 기대할 수 있다.

와타나베 전문가 치간세정요법을 시행해도 좀처럼 낫지 않는 부위도 생긴다. 골연하낭과 치근 분기부의 병변이다. 잇몸세포 증식이 가장 잘 나타나는 것은 물리적 자극이 치은외연상피에서 가해져 치근면에서 그 힘의 반작용을 받는 치은내연상피이다. 한편 골연하낭에서의 잇솔질(물리적 자극)은 치조골로 막혀 치주낭 내연상피에까지 닿지 않기 때문에 세포증식을 기대할 수 없다. 또 근분기부 병변에서는 반작용을 받지 않아 세포증식을 바랄 수 없다. 이런 부위에서는 기존의 술식에 따라 치면세균막과 치석을 제거할 수밖에 없다.

배농이 멈추지 않는 부위에 대해서는 앞서 언급한 과산화수소수로 치주낭 세척을 시행한다. 전동잇솔(음파진동잇솔)을 사용하여 그 부위를 자극하는 것도 좋다. 음파진동잇솔은 수동잇솔의 1/4시간 동안 비슷한 양의 세포증식을 볼 수 있다. 배농 부위는 상피가 결손되고(궤양) 결합조직이 노출되어 있는 곳이다. 노출 부분에는 백혈구의 일종인 호중구가 여러 겹으로 이루어져 세균의 침입을 막고 있다. 죽은 호중구는 결합조직 속에서 농포라는 주머니 속으로 밀려 들어가 있다가 농포라는 주머니가 찢어지면 치주낭에서 고름으로 나온다.

(5) 유지기

잇솔질을 할 때 출혈이 사라지면 유지(maintenance)기에 들어간다. 치주낭의 궤양이 없어진 것으로 생각되기 때문이다. 유지기의 내원 간격은 개인차가 있지만, 처음에는 2주에 1회 정도로 한다. 2주 후 와타나베 전문가 치간세정요법을 할 때 치은출혈이 나타나지 않으면 4주로 연장한다. 잇솔질을 할 때 출혈이 없으면 2개월에 한 번, 3개월에 한 번으로 연장해 간다.

와타나베 전문가 치간세정요법은 기술적으로 어려워서 환자들이 월 1회 수진을 희망하는 수가 많다. 프로골퍼가 티칭프로에게 정기적으로 체크받는 것과 비슷하다. 프로에게 체크를 받음으로써 안심이 되는 것으로 생각된다. 유지기에도 잇솔질을 할 때 출혈이 있으면 숙주면역강화요법을 처음부터 다시 시작한다. 대개 1주일에 1회씩 전문가 치간세정요법을 하면 개선된다. 출혈이 멎으면 다시 유지기로 들어가서 관리한다.

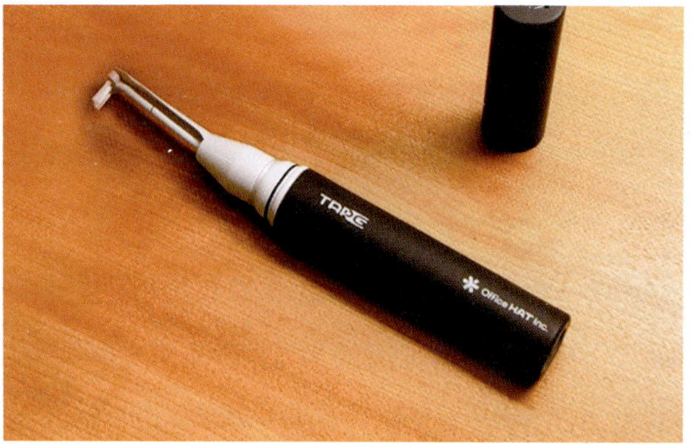

그림 24. 치은 마사지 전동잇솔(TAPG 로봇방식 치간세정 전동잇솔).
치간부 치은 마사지를 할 수 있도록 고안되었다. 임플란트주위염과 임플란트주위점막염 (역주-임플란트주위염: 임플란트 주위 치조골 파괴까지 이른 염증. 임플란트주위점막염: 치조골 파괴까지는 이르지 않고 주위 치은에만 염증이 발생한 상태)에도 효과적이다.

3) 치료가 잘 되지 않을 때

와타나베 전문가 치간세정요법으로 좀처럼 치은염증이 낫지 않는 경우도 있다. 동기유발에 실패했거나 어려운 기술을 좇아가지 못하였을 경우도 있을 것이다. 그러한 증례에서는 로봇방식 치간세정 전동잇솔(그림 24)을 사용해 보는 것도 좋겠다. 지금까지와는 다른 관점에서 접근해 보고 한 번 더 동기유발에 도전해 보면 좋겠다.

로봇방식 치간세정 전동잇솔은 치은에 잇솔모 끝을 가볍게 댄 상태에서 진동으로 자극을 준다. 페더터치(feather touch)로서 가볍게 터치하여 5초간 자극하게 되면 수동잇솔로서 200g의 힘으로 20초간 자극을 한 것과 같은 정도로 세포증식이 일어나는 것을 볼 수 있다. 잇솔질 시간은 1/4 정도이다. 치은에 골고루 잇솔모 끝을 닿기만 해도 효과가 있다. 그 덕분에 임플란트주위점막염에도 예상한 것 이상의 효과를 얻을 수 있다.

4) 출혈성 소인 환자

'나쁜 피는 빼야 하나요?'라는 환자의 질문에 '나쁜 피는 빼냅시다'라고 치위생과 학생이 대답하고 있다. 치은에서 출혈이 난다는 것은 치은에 상처가 생겼다는 증거이다. 상처를 낫게 하는 것이 치과의사와 치과위생사의 업무이지 피를 빼내는 것은 담당 업무가 아니다. 피가 나는 것은 치은이 나쁜 상태에 있다는 것이다. 사혈법이 행해지던 시절에는 나쁜 피를 빼낸다는 생각을 하기도 했지만, 지금은 일부러 피를 빼내는 치료법은 없다.

와타나베 전문가 치간세정요법을 처음으로 받는 성인환자 대부분에서 출혈이 일어난다. 따라서 출혈성 소인이 있는 환자에게 치간세정요법을 해도 되는지 걱정될 수 있다. 잇솔질을 할 때 일어나는 치은출혈에 대해서는 자반증(紫斑症)(역주: 혈소판장애, 혈관장애, 혈액응고장애 등의 원인으로 피하출혈이 발생되어 그대로 있는 붉은 반점 상태) 환자를 제외하고는 크게 걱정하지 않아도 된다고 생각한다. 치은출혈은 모세혈관의 확장에 의해 일어나므로 일시적으로 많은 출혈이 일어나면 모세혈관은 즉시 수축하여 지혈된다. 이 모세혈관의 수축 메커니즘이 정상적으로 작동한다면 걱정할 필요가 없다. 항응고제를 복용하는 환자들도 지혈에 시간이 좀 걸리지만 걱정할 필요는 없다. 백혈병 환자도 지혈된다.

5) 숙달 방법

와타나베 전문가 치간세정요법의 기술 향상을 위해서 NPO법인 '구강건강네트워크'[와타나베 치간세정요법을 보급함으로써 평생 자신의 치아로 음식을 먹을 수 있는 사회를 목표로 하는 NPO(non-profit organization, 비영리법인)]에서는 방문실습을 시행하고 있다. 치과의사와 치과위생사가 치과병·의원을 방문하여 현장에 맞는 치료 형태와 기술을 지도하고 있다. 실제 진료에 숙주면역강화요법으로서 치간세정요법을 어떻게 도입하고, 건강증진 치과의료를 기반으로 하는 치과진료를 구체적으로 어떻게 실시할 것인지 등에 대해서 치과의료 종사자의 방문실습을 권장하고 있다.

방문실습에서 대표적인 반응은 '지도하는 선생님에 따라 방법이 다르다'이다. '이렇게 세게 해요?'라는 질문은 DVD로 공부한 사람에게서 많이 나온다. 구강건강네트워크 세미나를 수강한 사람들은 '지난번에는 아프게 느껴질 정도로 강했는데 오늘은 기분이 좋았다'는 말을 하기도 한다. 잇솔질 압력이 너무 강하거나 너무 약했기 때문이다. 150g 힘은 지우개로 글자를 지울 정도의 강도이지만, 천칭저울을 사용하여 150g 힘을 재현해 주면 이해할 수 있을 것으로 생각한다.

'A 선생님은 하악 전치부 설측은 뒤쪽 잇솔모를 쓰라고 하셨다', 'B 선생님은 구치부는 90° 각도로 치간에 넣으라고 쓰고 있다', '와타나베 치간세정요법 설명서에는 30° 각도로 삽입하라고 기록되어 있다' 등 다양한 반응이 있었다. 또한 '지금까지 들었던 것과는 다른 와타나베 치간세정요법이라 갈피를 잡지 못해 자신감이 없어져 버렸다', '어떤 방법이 진짜 와타나베 치간세정요법입니까?'라는 지적도 있었다. 이것은 지도하고 있는 사람이 와타나베 치간세정요법의 장점을 체험하고, 나름대로 궁리하여 기술을 개발한 결과를 교육했기 때문일 것이다. 그 사람의 독자적인 치간세정요법인 것이다.

고도의 기술에 관해서는 보편적인 것이 없고, 각자가 독자적으로 개발하면 좋겠다고 생각한다. 환자 개개인의 구강 상태는 같지 않고 치열도 다르다. 필자가 각각의 증례에서 '여기는 이렇게 하고, 거기는 그렇게 해라'라고 가르칠 수 없으므로, 수많은 치과의사와 치과위생사 한 사람 한 사람이 그들만의 와타나베법을 개발하면 좋겠다고 생각한다. 펜 그립(pen grip)이든 팜 그립(palm grip)이든 뭐든 좋겠지만, 와타나베 치간세정요법의 이론(숙주면역강화요법)만은 확실히 파악해 주었으면 좋겠다.

스스로 기술을 개발하고 향상하기 위해서는 앞서 언급한 PDCA(11쪽 *2 참고)를 활용하면 성공률을 높일 수 있다. 와타나베 치간세정요법 기술 향상의 지표로 삼는 것(check)은 잇솔질을 할 때 치은 출혈이 그치거나 환자의 상쾌감, 치아동요 개선과 구취(입 냄새)의 개선이다. 잇솔질을 할 때 출혈에 대해 말하자면 초진 환자에게 전문가 치간세정요법을 1주일에 2회씩 2주간 총 4회 해 주면 대부분의 출혈을 멈출 수 있다. 이 기준에 도달하지 못하면 자신의 기술을 더욱 향상시킬 필요가 있다. 어떻게 하면 향상시킬 수 있을까? 와타나베 치간세정요법의 원리(숙주면역강화요법)를 이해하고 다음 사항을 염두에 두고서 잇솔모 끝을 움직여야 한다.

① 잇솔모는 보통 강도[듀퐁제 나일론모 8mil(0.203mm)], 강모 길이 10.5~11mm
② 잇솔 압력은 100~150g 중량
③ 잇솔질 시간은 1개소당 10~15초
④ 잇솔모 끝이 닿아 있는 곳에서만 세포증식이 일어난다.
⑤ 치은염 예방에는 2~3일에 한 번씩 잇솔질 하면 충분하고 치료 효과는 하루에 한 번보다 두 번 하면 더 빨리 낫는다.
⑥ 음파진동잇솔을 사용할 때는 페더 터치(feather touch)로 한 곳에 5초 정도면 된다.

6) 전신질환 치료기

치주질환의 임상증상은 치은 발적, 종창, 출혈, 깊은 치주낭, 치아동요, 배농, 구취 등이다. 따라서 치주치료의 목표는 이러한 임상증상을 줄이고 궁극적으로 치아 수명을 연장하는 것이다.

어느 재활원 정형외과 선생에게 들은 이야기이다. 허리 등뼈 속이 막혀서 수술해야 하는 80세 여성이 있었다. 치은에서 고름이 나오고 있어서 이대로 수술을 하면 상처가 낫지 않고 감염될 우려가 있어서 센터 내 치과의사에게 치아치료를 부탁했다. 그러자 치과의사가 발치하겠다고 했다. 정형외과 의사는 허리 수술 때문에 이를 뽑는 것은 아깝다고 생각하여 필자에게 상담을 요청했다.

필자는 정형외과 의사에게 잇솔모로 잇몸을 콕콕 찔러 주기를 권유했고, 그 의사는 하루 두 번 환자의 치은을 잇솔로 콕콕 찔러 주었다. 그러자 80세의 할머니가 울고 말았다. '선생님이 제 이를 닦아 주시려고 하다니, 이를 빼기가 너무 아까워서....'라고 하는 것이었다. 일주일 동안 정형외과 선생이 치은을 콕콕 쪼고 보니 더 이상 고름은 나오지 않았고, 붉은 치은이 분홍색으로 변하면서 치아동요가 멈추었다고 한다.

최근 전신질환 치료기간 동안의 구강관리가 이야기되고 있지만, 구강 내의 세균을 삼키는 것을 방지하자는 것이 목적인지 호흡기 기관으로 들어가는 것을 방지하는 것이 목적인지 잘 모르겠다. 일반적으로 바이러스나 세균 모두 독자적인 서식 환경이 있어서 병원체나 숙주에 의해 감염되는 부위는 한정되어 있다. 노로바이러스는 입안을 통과하지만 구강 내에 정착되거나 감염되지 않으며, 인플루엔자 바이러스가 장에서 전염되지도 않는다. 치주병원균이라 불리는 *P. gingivalis*가 대동맥에서 감염되거나 폐로 감염된다면 예외 중의 예외일 것이다. 우선 *P. gingivalis* 균이 폐나 대동맥에 정착하는 메커니즘을 규명하고 그곳에서 증식한다는 것을 증명해야 한다. 또 발병 메커니즘의 해명도 필요할 것이다.

쥐의 치은열구에 균체내독소(endotoxin, lipopolysaccharide; LPS)를 도포하면 혈액 속 활성산소가 증가하고 비알코올성 지방간염이 발생하는 것으로 알려져 있다. 여기에 더해 폐포벽(허파꽈리 벽)이 두꺼워지고 섬유화, 염증성 세포침윤이 나타나고 신장(콩팥)의 사구체막 손상, 타액선(침샘) 세포의 변성도 보인다. 이들이 만성변성질환에 관여했을 가능성은 크다.

그렇게 생각할 때 전신질환 치료기의 구강관리가 수술 과정에서 세균감염에 대한 저항력을 키우는 것이 목적이라면 치주낭의 궤양을 치료하는 것이 우선이다. 치주질환으로 인한 출혈은 일주일에 두 번씩 2주간 와타나베 전문가 잇솔질을 하면 대부분 낫는다. 치은출혈이 없어졌다는 것은 치주낭의 궤양이 치유되었다는 증거이다. 그렇게 되면 궤양으로 인한 사이토카인과 활성산소의 생성이 억제되어 다른 장기로 염증이 퍼질 위험이 줄어들 것이다(그림 10, 38쪽).

7) 치은퇴축

'와타나베 치간세정요법을 시행하면 치은이 퇴축하기 때문에 좋지 않다'라는 말을 들은 적이 있다. 치은퇴축은 확실히 좋은 일은 아니다. 그러나 염증이 가라앉고 치은의 부기가 빠지는 것은 수축으로서 퇴축과는 구별된다. 와타나베 치간세정요법을 시작한 지 한 달 이내에 치은의 부기가 빠지는 경우가 많고 그 후에는 치은이 퇴축하지 않는다.

와타나베 치간세정요법을 시행하면 치은 기저세포와 치은 섬유아세포가 증식하므로 치아동요가 가라앉고 치은출혈이 없어지며, 치주질환의 재발도 줄어들고 구취도 개선된다. 그러나 너무 강한 힘으로 잇솔질을 하면 오히려 세포가 줄어든다. 잇솔 1개당 200g 이상의 힘으로 잇솔질을 하면 세포분열은 반대로 감소한다. 그럴 때는 치은퇴축이 일어나므로 주의가 필요하다.

치근이 노출되면 치근면 우식이 생긴다고 하지만 와타나베 치간세정요법으로 치근면 우식의 증가는 전혀 있을 수 없다. 오히려 예방할 수 있다. 일반적으로 치근면 우식은 인접면 치경부에 생기는 경우가 많지만 와타나베 치간세정요법은 인접면을 청결하게 할 수 있으므로 치근면 우식에 예방이 된다. 또한 불소함유 치약을 치근면에 확실히 닿게 할 수 있다.

8) 임플란트주위점막염

임플란트주위점막염[역주-임플란트주위점막염(peri-implant mucositis): 임플란트 주위의 연조직에 발생한 염증으로 자연치열에서 치은염에 해당. 가역적으로 정상 치은으로 나을 수 있음; 임플란트주위염(peri-implantitis): 임플란트 주위 지지골이 파괴되고 치주낭 깊이가 5mm 이상. 탐침(probing)에서 출혈이나 화농이 있을 수 있음. 자연치열의 치주염에 해당]에는 음파진동잇솔을 사용하면 매우 효과적이다. 임플란트주위점막염이 발생한 곳에서 치주병원균이 발견되고 세균총의 구성도 자연치열의 치주염과 비슷하다. 치주병원균은 구강 내 상재균으로서 혈액이 없으면 활발하게 증식할 수 없으므로 건강한 구강 내에서 자취를 감추고 있다. 적당한 습도나 온도에서 혐기성(산소가 부족한) 조건이 생기고 혈액이 있으면 절호의 번식 부위가 된다. 임플란트 주위도 치주낭과 같은 환경이 되면 비슷한 세균구성이 된다는 것을 수긍할 수 있다. 그리하여 치주질환과 비슷한 증상이 생기는 것이다.

인공 보철물(임플란트)을 체내에 묻고 그것이 표피를 뚫고 체외로 나와 있는 상태는 비정상이다. 임플란트 주위는 인공 치은열구이다. 생체는 본래 외배엽성끼리는 매우 친화성이 좋으므로 임플란트 본체(implant body)도 상피와 친화성이 있는 재료를 선택하는 것이 중요하다. 생체의 치은열구는 외배엽에서 유래한 상피와 법랑질로 이루어져 있어서 친화력이 매우 좋다. 그러나 발생 과정에서 경조직과 연조직은 한 번 떨어졌으므로 맹출 후 접점은 감염에 취약하다. 그 약점을 보완하기 위해 접합상피의 분열 능력은 매우 높다.

임플란트 주위조직에는 분열 능력이 높은 조직이 없으므로 와타나베 치간세정요법으로 세포분열 능력을 높일 필요가 있다고 생각한다. 임플란트주위점막염을 치료하는 데에도 숙주면역 강화가 효과적이다. 실제로 임플란트주위점막염에 와타나베 치간세정요법에 의한 숙주면역강화요법이 효과적이다. 하지만 자연치열의 치은과 형태가 다르므로 음파진동잇솔을 권장한다. 잇솔 헤드가 크면 사용하기가 불편하다.

대부분의 음파진동잇솔은 치면세균막 제거를 목적으로 하며, 잇솔모 끝이 단단할수록 힘이 셀수록 치면세균막을 잘 제거할 수 있다. 아무리 잇솔모 끝을 단단하게 하고 힘을 강하게 하여도 법랑질이 깎이지는 않는다. 그러나 치은에 닿으면 자극이 너무 강해서 치은퇴축을 일으키므로 치면세균막 제거를 목적으로 한 음파진동잇솔로 치은을 마사지할 때는 특별한 주의가 필요하다.

현재 음파진동잇솔은 치은을 마사지하기에는 너무 강한 것이 대부분이다. 필자는 음파진동잇솔 2줄모 잇솔과 돌츠 음파진동잇솔의 치간클리어잇솔 사용을 추천한다. 돌츠 음파진동잇솔의 진동은 '약'으로 사용하는 것이 좋다고 생각하고, 치은세포 증식을 목적으로 한다면 회전식보다 진동식이 더 적합하다.

4. Q & A

질문 01 와타나베 치간세정요법으로 치주질환이 치료되는 이유는 무엇입니까?

답변 01 와타나베 치간세정요법에 의한 치주질환 치료 메커니즘은 잇솔의 물리적 자극에 의하여 치은세포(상피기저세포, 혈관내피세포, 치주섬유아세포)의 분열을 촉진하는 것입니다. 치은출혈은 외출혈로서 치주낭 상피가 찢어져 있는 궤양 상태입니다. 궤양을 치료하고 출혈을 멈추려면 혈관내피세포와 상피기저세포의 증식을 촉진해야 합니다. 그러므로 와타나베 치간세정요법으로 궤양을 치료하게 됩니다. 섬유아세포가 증식하여 염증을 낫게 하고 콜라겐이 생산되며 조직이 복원되는 것입니다.

질문 02 당뇨병이나 고혈압을 치료하는 중인 환자(투약 포함)에서 치은종창이나 출혈이 있을 때 와타나베 치간세정요법을 시행하면 감염 가능성이 있습니까?

답변 02 치주낭에 궤양이 있으면 잇솔질로 인하여 균혈증이 발생한다는 보고가 있습니다. 와타나베 치간세정요법과 같은 경우도 균혈증은 생기지만 혈액 속의 방어 메커니즘이 작용하고 있기 때문에 패혈증이 생기는 경우는 거의 없습니다. 당뇨병의 경우 감염되기는 쉽지만 잇솔질의 영향으로 감염이 발생했다는 보고는 없습니다. 그것보다 치주낭에 궤양을 남겨 두는 것이 문제가 되므로 와타나베 치간세정요법으로 치은출혈을 멈추는 것이 우선적으로 할 일입니다.

질문 03 와타나베 치간세정요법을 시행하고 나서 pericoronitis(지치주위염)로 내원한 환자가 있었는데, 인과관계를 알고 싶습니다.

답변 03 와타나베 치간세정요법이 원인이 되어 지치주위염이 일어났을 가능성은 부인할 수 없습니다. 그러나 매우 드문 사례로서 일반적으로는 인과관계가 없다고 생각합니다. 그와 반대로 지치주위염을 예방하고 치료하기 위해서는 와타나베 치간세정요법으로 치은에 물리적 자극을 주어 치은을 강하게 만들어 나가는 것이 필요합니다.

질문 04 와타나베 치간세정요법을 시행한 후에 소독할 필요가 있습니까(감염 가능성)?

답변 04 와타나베 치간세정요법과 소독은 작용 메커니즘이 다르므로 병용해도 좋다고 생각합니다. 그러나 세정 효과가 없다는 논문[17]도 있습니다. 필자는 치은출혈이 잘 낫지 않고 출혈이 많은 부위는 과산화수소수로 세정하고 있습니다.

질문 05 와타나베 치간세정요법을 스스로 시행하여 잇몸을 손상하는 환자에게 어디까지 교육하면 좋을지 망설여집니다.

답변 05 가끔 그런 환자가 있었습니다. 잇솔질 압력이 너무 강했기 때문에 상처를 입은 것입니다. 와타나베 치간세정요법의 잇솔질 압력은 100~150g을 권장하고 있습니다. 천칭저울을 사용하여 100~150g 힘을 체험하기 바랍니다.

질문 06 와타나베 치간세정요법을 시행해도 좀처럼 치은출혈이 개선되지 않는 환자가 있습니다만[SRP(scaling and root planing)도 시행함], (기술도 포함하여) 대처법이 있습니까?

답변 06 와타나베 치간세정요법은 근분기부 병변이나 골연하낭(infrabony pocket)에는 효과가 별로 없습니다. 그러나 그러한 사례는 드물기 때문에 종래의 원인제거요법에 의지할 수밖에 없지만, 대부분의 경우 치간세정요법은 효과가 있습니다. 와타나베법의 숙주면역 강화 목적과 치유의 메커니즘(잇솔모 끝이 닿는 곳만 치은이 강해짐)을 떠올려 잇솔모를 치은출혈 부위의 외연상피에 대고 실행하십시오.

또한 잇솔질 기술을 환자에게 가르쳐서 환자에게 시키지 말고 치과위생사의 기술로 치주질환 치료를 실천하기 바랍니다. 치은출혈이 개선되지 않는 것은 치과위생사 측의 문제입니다. 치과위생사가 이론을 이해하고 와타나베 치간세정요법을 실천하고 있는지, 환자에게 맡기고 있지는 않은지 다시 한번 생각해 보기 바랍니다.

질문 07 임산부 건강진단으로 오시는 분들에게도 와타나베 치간세정요법을 시행하고 있습니다만, 출혈이 많아 망설여질 때도 있습니다. 대처법에 대해 알려 주세요.

답변 07 오카야마대학교 치과대학 예방치과 데이터입니다. 치은에서 출혈이 낫지 않은 임신부로부터 태어난 아기를 치은출혈이 나은 임신부로부터 태어난 아기와 비교하면, 체중이 210g 가볍다는 결과가 나와 있습니다. 또한 담배를 피우던 임신부에게서 태어난 아기를 피우지 않은 임신부로부터 태어난 아기와 비교하면 체중이 130g 가볍다는 신문 보도도 있습니다.

즉, 어머니의 흡연보다 치은출혈이 신생아 체중에 더 나쁜 영향을 준다고 할 수 있습니다. 그러므로 임신부의 치은출혈은 어떻게든 낫게 해야 합니다. 치은출혈은 와타나베 전문가 치간세정요법을 일주일에 2회씩, 2주간 총 4회 시행하면 대부분 낫습니다. 그래도 낫지 않으면 다시 한번 와타나베 치간세정요법의 이론과 기술을 복습하기 바랍니다(70쪽). 와타나베 치간세정요법은 치은출혈을 멈추는 가장 좋은 방법입니다.

질문 08 충치 등의 치료가 종료되어도 와타나베 치간세정요법으로 다소 출혈이 있는 경우(일반 잇솔로는 출혈 없음)는 1개월 간격으로 유지관리를 하고 있습니다만, 좋은 방법이 있습니까? 또 3개월 간격으로 유지관리(치료 종료 시점에서 출혈은 개선되었음)로 내원하여 치간세정요법을 시행할 때 다시 출혈이 있으면 대처방법을 알고 싶습니다.

답변 08 일반 잇솔을 사용하면 치간부 치은까지는 잇솔모 끝이 잘 닿지 않아 출혈이 없을 수도 있습니다. 2줄모 잇솔을 사용하여 와타나베 치간세정요법을 시행했을 때 치간부의 치은에까지 잇솔모 끝이 닿아 출혈하는 경우가 있습니다만, 이것이 치간부 치은의 치유를 촉진하고 있습니다. 전문가 치간세정요법에서 출혈이 있다는 것은 궤양이 치유되지 않았다는 증거이기 때문에 유지관리단계로 이동할 수 없습니다. 그리고 와타나베 치간세정요법은 환자에게 시키는 것이 아니라 시술자가 직접 환자에게 잇솔질을 시행하여 출혈을 멎게 하는 것입니다. 잇솔질에서 출혈을 멈추게 하는 것은 시술자의 책임으로 생각하기 바랍니다.

출혈이 없어지면 유지관리단계로 이행하여 내원 간격을 늘려도 좋다고 생각하지만, 재내원했을 때 출혈이 있으면 시술자의 책임으로 내원 간격을 짧게 함으로써 치유를 촉진해야 합니다.

질문 09 와타나베 치간세정요법을 하다 보니 아무래도 잇솔모 끝이 벌어지고 마모가 빨리 느껴집니다. 잇솔을 얼마나 사용하면 좋을까요?

답변 09 잇솔이 식모되어 있는 방향으로 힘을 주어 잇솔모 끝을 치간부에 삽입한 후, 그대로 당겨 빼 주십시오(그림 4, 17쪽). 식모와 다른 방향으로 힘을 주면 잇솔모가 휘어져 버립니다. 삽입하는 각도도 문제입니다. 또한 잇솔모가 젖어 있으면 탄성이 약해져 쉽게 구부러집니다. 건조상태에서 사용하면 오래 간다고 생각되므로, 하루 2회 닦는다면 2개를 나누어 사용하면 좋을 것 같습니다. 와타나베 치간세정요법으로 하루 2회 잇솔질 할 경우, 굳이 기준을 제시한다면 잇솔의 수명은 길게 잡아도 1개월 정도입니다.

질문 10 결손 치아가 있는 경우 잇솔 사용법을 가르쳐 주시기 바랍니다.

답변 10 고립된 치아를 포함하여 변연치은에 잇솔모 끝을 대는 것이 중요합니다. 잇솔모 끝의 자극으로 치은세포가 증식하여 치은의 저항력을 높입니다. 최후방 구치의 원심 쪽에 잇솔모 끝을 대는 요령으로 치열에 대해 잇솔 손잡이를 직각으로 하여 자극을 주기 바랍니다.

질문 11 임플란트주위염에 대한 음파진동잇솔 사용법을 가르쳐 주시기 바랍니다.

답변 11 음파진동잇솔의 잇솔모 끝을 임플란트 주위의 점막(치은) 전체에 가볍게 페더 터치(feather touch)로 5초 정도 대십시오. 매우 효과적입니다. 잇솔모 끝이 닿는 곳에서만 세포증식이 일어나므로 임플란트 주위 전체에 잇솔모 끝을 대야 합니다.

질문 12 와타나베 치간세정요법을 계속하다 보면 관(크라운)을 넣고 있는 부분의 치은이 퇴축될 걱정은 없을까요?

답변 12 관(크라운)을 넣은 곳은 염증이 생기기 쉽습니다. 치은이 부어 있을 수 있습니다. 그런 곳에서는 와타나베 치간세정요법을 시작하고 1개월 안에 치은이 퇴축한 것처럼 보일 수가 있습니다. 하지만 이것은 치은의 부기가 빠진 것으로서 수축이라고 부르며, 세포 수가 감소하는 퇴축과는 구별하고 있습니다. 그러나 압력 250g 이상의 힘으로 20초 이상 잇솔질을 하면 치은세포는 오히려 감소하고 퇴축할 수 있습니다. 주의하세요.

질문 13 와타나베 치간세정요법은 어느 연령대, 어떤 치은 상태의 사람에게 가장 효과가 있습니까?

답변 13 와타나베 치간세정요법은 치은 강화를 목적으로 하므로 치주질환(치주염, 임플란트 주위점막염, 지치주위염) 등에 효과적입니다. 대상 연령대로는 일반적으로 30세 이후의 분들입니다.

질문 14 와타나베 치간세정요법을 계속하다 보면 궤양이 개선됨과 동시에 불량육아가 배출될까요?

답변 14 불량육아의 정의를 잘 모르겠습니다만, 치주낭소파술을 시술했을 때 큐렛에 따라 나오는 육아조직을 말하는 것으로 보입니다. 와타나베 치간세정요법에서는 상피기저세포와 함께 섬유아세포도 증식합니다. 따라서 궤양의 수복과 동시에 결합조직의 수복도 이루어지고 있습니다. 감염된 육아는 흡수된다고 생각합니다.

질문 15 와타나베 치간세정요법을 시행한 후에 일반적인 잇솔질도 하나요?

답변 15 와타나베 치간세정요법을 시행하면 다른 잇솔질은 할 필요가 없습니다. 치실(floss)도, 치간잇솔도 필요 없습니다(99쪽). 와타나베 치간세정요법은 바스법보다 치면세균막 제거 효과가 큰 것으로 나타났습니다(표 9, 58쪽). 특히 치간부의 세균막은 바스법과 치실을 병용하는 것보다 시간이 짧고 효과적입니다(표 10)[18].

표 10. 와타나베 치간세정요법과 바스법의 잇솔질 시간 비교[18]

잇솔질 방법	잇솔질 시간(초)
와타나베 치간세정요법	138.9±42.3
바스법 + Flossing	204.6±47.7
바스법만	129.9±35.1
Flossing만	74.7±33.6

치과의사가 구강 내 1/2을 닦는 데 소요되는 시간. 와타나베 치간세정요법은 바스법 단독보다는 시간이 더 걸리지만, 바스법과 flossing 병용법에 걸리는 시간의 70%만 소요된다.

질문 16 와타나베 치간세정요법으로 잇솔질을 하면 굉장히 아파하는 환자가 가끔 있습니다. 연령과 성별은 상관없는 것 같습니다. 일반 잇솔질에서는 통증을 느끼지 않아도 와타나베 치간세정요법에서 아프다고 하는 경우는 어떻게 대처하면 좋을까요?

답변 16 초진에서 와타나베 치간세정요법으로 잇솔질을 하면 통증을 호소하는 분들에게는 잇솔모 끝의 각도를 직각으로 하지 말고 치아의 절단연 쪽으로 기울이고, 약한 힘으로 잇솔질을 하는 방법(그립의 힘을 약하게 함)으로 대처하고 있습니다. 이 두 가지 중 하나로 통증을 완화할 수 있습니다. 통증은 염증의 다섯 가지 징후 중 하나입니다만 가장 빨리 사라집니다. 초진에서 처음 잇솔질을 할 때는 통증을 호소해도 치약을 묻혀 두 번째로 잇솔질 할 때는 통증이 경감되는 경우가 많습니다.

또한 두 번째 내원에서는 통증을 호소하는 일이 거의 없습니다. 따라서 초진에서만 주의가 필요합니다. 통증을 호소하는 환자에게는 부드러운 잇솔(연모)을 사용하자는 의견이 있지만, 부드러운 잇솔로 염증이 치유되는지에 대해서는 확증이 없습니다. 숙주면역강화요법의 와타나베 치간세정요법은 근거(evidence)를 바탕으로 개발된 것이기 때문에 특정 한두 사람의 의견이나 생각으로 연모 잇솔을 권하는 입장(opinion-based practice)과는 다릅니다.

질문 17 구강전정이 좁은 사람에게는 와타나베 치간세정요법으로 잇솔질을 잘하기가 어렵습니다. 좋은 방법이 있으면 가르쳐 주시기 바랍니다.

답변 17 어려운 사례이지만, 환자에게 입을 다물게 하고 잇솔모 끝을 치아와 잇몸 사이의 경계에 댑니다. 그런 다음에 잇솔모 끝이 절단연 쪽을 향하도록 잇솔의 손잡이를 회전하여 치간부로 밀어 넣습니다. 여러분 한 분 한 분이 어떻게 하면 좋을지를 궁리하여 주시면 좋겠습니다.

제 4 장 전통적 치주치료에 대한 비판적 고찰

1. 원인제거요법과 대증요법

기존의 치주치료는 원인제거요법(질병의 원인을 제거하고 다시는 돌아가지 않음)으로 여겨진다. 그 밑바탕은 '치주질환의 원인은 치면세균막이며, 치면세균막이 증가하면 치은염이 발생하고 치면세균막이 제거되면 치은염이 낫는다'는 실험 결과에 있다(그림 2, 12쪽). 또한 오래전부터 치석이 치주질환의 원인으로 여겨졌기 때문에 치석 제거와 치면세균막 부착방지를 치주치료의 대원칙으로 삼고 있다.

이에 반해 대증요법이란 표면적인 증상의 소실 혹은 완화를 목적으로 한 치료법으로 고식적 요법이라고도 한다. 이미 설명한 바와 같이 치은연하치석은 치주질환의 원인이 아니라, 이미 염증이 있는 곳에 생긴 것으로 염증의 결과라고도 생각된다(56쪽). 따라서 치석 제거와 치주외과 치료는 대증요법에 해당한다. 잇솔질은 치면세균막 제거를 목적으로 하지만, 치주질환의 원인이 되는 치면세균막은 치은연하 세균막이어서 잇솔질로 제거할 수 없다. 다시 말하면, 현재 일반적으로 시행되고 있는 잇솔질은 원인제거요법이라고 하기 어렵다. 그러나 질환은 직접적인 원인과 여러 원인이 겹쳐서 발생하기 때문에 대증요법과 원인제거요법을 명확하게 구별할 수 없다.

현재 일본 전역의 치과의원에서 행해지고 있는 치주치료는 국민건강보험에서 인정하는 일본치주병학회의 가이드라인에 따르고 있다. 이것은 전 세계 치과의원에서 행해지고 있다고 해도 과언이 아니다. 그만큼 일본의 치주치료는 세계 최첨단을 달리고 있다. 하지만 이 치료는 대증요법이 대부분이고 숙주면역강화요법은 없다.

현재의 치주치료는 잇솔질 교육, 치석 제거(scaling), 정밀검사, 치근활택술(root planing)을 시행한다. 이후 다시 정밀검사, 치석 제거와 치근활택술, 감염된 조직을 제거하기 위해 치주낭수술, 치은박리소파술(flap 수술)로 이행한다. 치은을 자른 다음 치근면을 육안으로 보면서 거기에 붙어 있는 치석이나 치면세균막을 제거한다. 그런 다음 큐렛을 사용하여 치근면을 매끈하게 활택하여 가능한 한 치면세균막이 부착되지 않도록 한다. 이것을 치은절제술이라고 한다. 그리고 치주낭이 깊을 경우에는 치주소파술을 시행하기도 하고, flap 수술(치은박리소파술)을 하기도 한다. Flap 수술에서는 치은을 절개하고 반전하여 치근면을 노출한 다음, 치석과 치면세균막을 제거하고 치근면을 매끈하게 활택한 후에 다시 치은을 원래대로 되돌려 봉합하는 치료법을 적용한다.

치주질환 보존요법과 치주외과에 공통적인 것은 치면세균막과 치석을 제거하는 것이다. 그런데도 치유되지 않는 것은 치면세균막과 치석이 깨끗이 제거되지 않았기 때문이라고 한다. '충치를 예방하기 위해 이를 닦자'는 것과 매우 닮았다. 잇솔질을 해도 충치가 생기면 '이를 닦는 것과 이가 닦이는 것이 다르다'라고 한다. 그래서 '자기 전에 이 닦기, 마무리 이 닦기'가 유행하고, 그래도 충치가 생기면 '100% 이 닦기'를 하라고 한다. 그러나 이제는 '이 닦기만으로는 충치를 예방할 수 없다'는 것이 상식이 되고 있다. 과학적인 사고방식이나 PDCA(11쪽)를 시행하고 있으면, 이런 실패는 반복하지 않아도 되는 것이다.

2. 전통적 치주치료의 이론

1) 실험적 치은염을 어떻게 바라볼까?

치면세균막이 치은염의 원인이라고 한 개입실험(그림 2, 12쪽)을 다시 한번 생각해 보자. 이 실험에서는 치은연상 세균막에 주목하고, 변연성 치주염과 직접 관련이 있는 치은연하 세균막에 주목하지는 않았다. 치은연상 세균막과 치은연하 세균막은 환경도 조성도 달라서 동일시할 수 없다. 치면세균막의 질도 고려하지 않았다. 치은연상 세균막과 치은염의 결과를 변연성 치주염에 적용하기에는 무리가 있다. 또한 치면세균막 지수는 치면에 붙어 있는 치면세균막의 면적을 지수화한 것으로서, 치면세균막의 면적이 치은염의 악화에 관여한다고는 보기 어렵다. 그러나 여전히 치은 주변의 치면세균막(PCR: plaque control record)이 치은염과 관련이 있다는 것을 알 수 있다. 따라서 그림 2에서 치면세균막과 치은염의 발병 사이에 상관관계는 인정되지만, 인과관계가 있다고까지는 할 수 없다고 생각한다.

2) 잇솔질 교육으로 치주질환이 나을까?

치주치료에는 반드시 잇솔질 교육이 포함되어 있다. 필자는 전통적인 치주치료 중에서 가장 효과적인 것이 잇솔질이라고 생각한다. 잇솔질의 효과는 치주치료를 하고 있는 모두가 인정하고 있지만 잇솔질 교육의 성과는 시술자마다 제각각이다.

잇솔질 교육의 목표는 교육을 받은 사람이 실천하여 성과를 내는 것이다. 성과는 치은출혈이 개선되고 치아동요가 가라앉으며 치주질환이 재발하지 않도록 하는 것이다. 이러한 성과를 확인하지 않고 시행하는 잇솔질 교육은 하지 않는 것과 다름이 없다. 일본 국민건강보험에서는 잇솔질 교육의 성공과 실패에 대한 평가 기준이 없으므로 '치과위생사가 ○분간 지도'라고 진료기록부에 기재하기만 하면 잇솔질 교육료를 청구할 수 있다. 잇솔질 교육을 잘하는 치과위생사일수록 치주질환을 빨리 치료하기 때문에 보험수입이 줄어드는 이상한 일이 발생한다. 치은출혈이 멈추는 것(궤양 치유)을 하나의 목표로 한다면 능숙한 치과위생사는 몇 번이면 교육목표에 도달하고, 미숙한 치과위생사는 환자를 여러 번 내원시켜야 한다.

숙주 강화를 중심으로 생각해 보면 와타나베 치간세정요법은 치은세포를 활성화하여 세균에 감염되더라도 숙주와 원인균 전투에서 지지 않는 치은으로 만들기 위한 치료이며, 잇솔질을 지도하여 환자가 하도록 하는 것이 아니라 치과의사나 치과위생사가 직접 잇솔질을 해 주는 것이 기본이다.

3) 치석 제거와 치근활택술이 효과가 있을까?

치석 제거(scaling)는 히포크라테스 시대부터 시행되어 왔다. 치주질환이 심한 사람의 치아 주위에 치석이 붙어 있었기 때문에 치아를 깨끗하게 하기 위해 치석 제거를 했을 것이다. 치석을 제거하면 일시적으로는 증상이 개선되기 때문에 현재까지 이어져 오고 있다. 그러나 치주질환이 재발한다. 재발하는 것은 치석이 치주질환의 원인이라는 생각에 무리가 있기 때문이다. EBM(47쪽)이 주목받고 있는 현대에서 치석 제거로 치주질환이 치료된다는 근거는 어디에 있을까?

치근활택술(root planing)은 치근면을 매끈하게 하여 치면세균막의 부착을 예방하는 것이 목적이다. 하지만 매끄러운 법랑질에도 세균이 달라붙기 때문에 아무리 백악질과 상아질을 매끈하게 마무리해도 세균은 아주 쉽게 부착된다. 또한 치근활택술은 백악질에 들어간 균체내독소(endotoxin)를 제거하기 위한 목적도 있지만, 이로써 균체내독소가 얼마나 제거되고 효과가 있는지는 알 수 없다.

실험 쥐의 치은열구에 매일 수 ㎍의 대장균 균체내독소(백악질에 부착된 균체내독소의 양과는 비교할 수 없을 정도로 많음)를 도포하여 실험적으로 치은염을 일으켰다. 그 후 도포를 중지하면 얼마간 균체내독소는 남아 있는데도 쥐의 치주질환은 치료되었다. 균체내독소가 백악질 내에 남아 있다고 해도 그것은 치주질환 발병에 요구되는 역치(문턱)보다 낮은 농도일 것이다.

스케일링이나 치근활택술은 하지 않는 것보다 하는 것이 좋을 것이다. 하지만 두 번, 세 번 할 필요는 없다. 잇솔모 끝이 치면에 제대로 닿아 있으면 치은연상치석은 거의 생기지 않고, 치은출혈이 멈추면 치은연하치석은 생기지 않을 것이다.

4) 치주외과 치료가 필요할까?

전통적인 치주치료법은 치주보존요법으로 치유되지 않으면 치주외과 치료로 전환한다. 치주외과 치료의 목적은 치석 제거와 재침착 예방이다. PDCA(11쪽)를 적용하면 치주외과 치료가 치아 수명을 연장하는지가 문제가 된다. 약 30년 전의 미국 논문[19,20]에서는 치주외과 치료를 받은 그룹과 그렇지 않은 그룹의 치아 수명에 차이가 없었다고 한다. 치아 수명과 관련된 것은 잇솔질이 가능한지 여부이었다. 잇솔질을 잘하면 치아 수명이 연장될 가능성이 크지만, 치주외과 치료에서는 차이가 인정되지 않는다.

한편 치주외과 치료를 함으로써 효과가 있었다는 논문[21]도 있다. 질병을 치료하고 예방하는 치과의료에서는 치주질환이 없어지면 좋으므로 깊은 치주낭을 잘라내면(치은절제술) 치주낭이 없어져 목적을 달성한다. 하지만 그 수술로 인해 치아 수명이 짧아지면 본말이 전도된다. 치은박리소파술도 성과가 오르고 있는지 의문이다.

그림 25는 치주낭소파술과 치은절제술, 치은박리소파술을 시행한 후 치아를 지탱하고 있는 치조골의 면적을 조사한 것이다[22]. 치주낭소파술 후에는 치조골이 늘고 있지만, 치은절제나 치은박리소파술을 한 후에는 반대로 줄어들고 있다. 치조골이 줄어들면 치아가 흔들릴 수 있고 치아 수명이 짧아진다. 치조골이 줄어드는 치료에 어떤 이점이 있는지 이해하기 어렵다.

그림 26은 동요 없는 치아의 백분율을 나타낸 것이다[23]. 네 그룹 모두 술자가 직접 잇솔질을 한 후에는 동요가 없는 치아가 증가하고, 스케일링이나 치주낭소파술을 한 그룹에서는 동요하지 않는 치아가 증가하고 있다. 반면 치은절제술과 치은박리소파술을 실시한 그룹에서는 처치 1개월 후에 동요가 없는 치아 수가 감소하고 그 후에는 오히려 나빠지고 있다. 더구나 원래대로 돌아가는 데 1~2년이나 걸렸다.

이들 논문을 통해 추론하면, 치주낭소파술 이외의 치주외과 치료는 치아동요를 증가시켜 오히려 치아 수명을 단축하는 것으로 볼 수 있다.

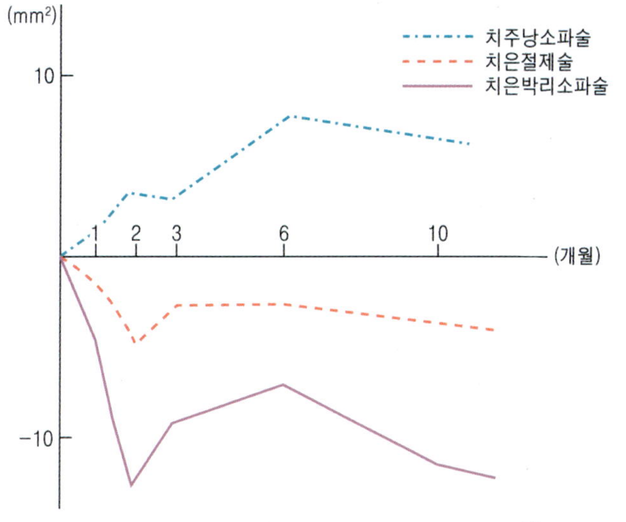

그림 25. 3가지 치주치료 후의 치조골 면적 추이[22].
치주낭소파술 후에 치조골 면적이 증가했다. 치은절제술에서는 술후 2개월까지 감소했지만, 이후에 일시적으로 회복하는 것을 볼 수 있다. 치은박리소파술 후 2개월까지 급격하게 치조골 흡수가 보였고, 6개월까지 회복하는 경향을 보였으나 다시 감소하고 있다.

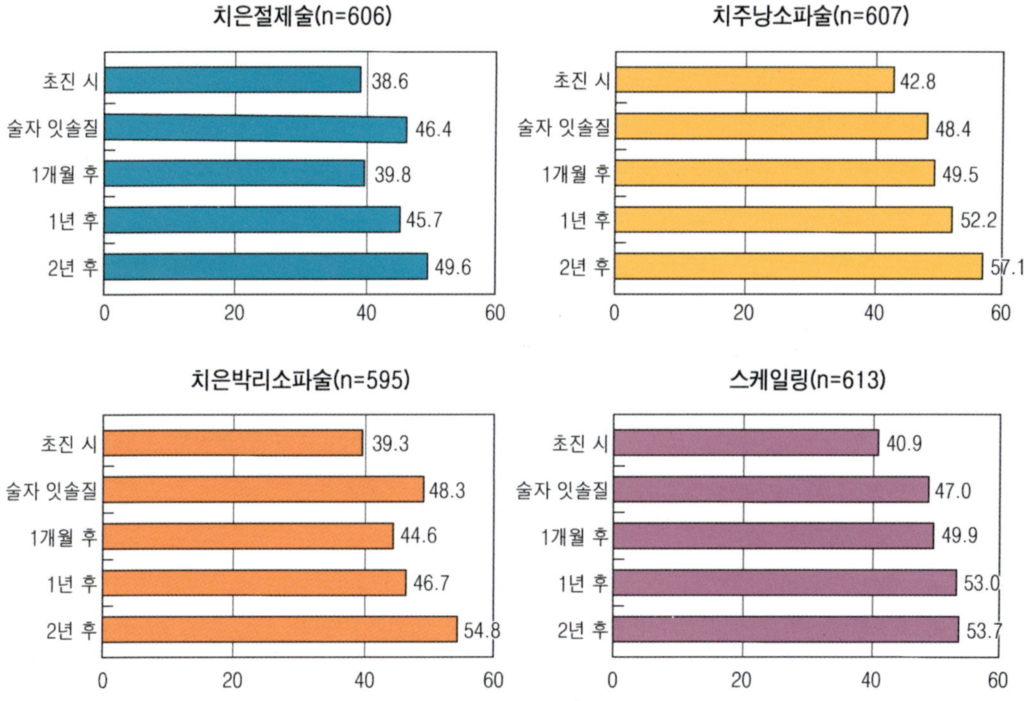

그림 26. 네 가지 치주치료 후 동요가 없는 치아의 백분율[23].
초진할 때 모든 사례에서 술자가 직접 잇솔질을 하고서 1개월 후에 네 그룹으로 나누어 각각 치료를 시행했다. 네 그룹 모두 술자 잇솔질에 의해 동요가 없는 치아가 증가했다.

5) 치주조직재생요법으로 극적인 회복이 가능할까?

치주외과 치료를 시행하면 대부분의 증례에서 치근이 노출된다. 염증이 줄어들어도 후유증으로 치근 노출은 남는다. 거기에다가 발병에 이른 환경이나 숙주는 개선되지 않았기 때문에 병세의 진행은 노출된 치근 부분에서 다시 시작되어 오히려 치아 상실을 앞당기게 된다. 그래서 최근에는 치근막(치주인대)이나 치조골을 재생하는 치료법(GTR: guide tissue regeneration)을 시행하게 되었다.

치은상피의 재생은 다른 치주조직의 재생보다 빠르기 때문에 상피가 근첨(치아뿌리 끝)쪽으로 진입하여 증식하고 긴 부착상피가 치근막이나 치조골의 재생을 방해하므로 기대한 결과를 얻을 수 없다. 그래서 막(membrane)을 사용하여 상피세포가 근첨쪽으로 진입하는 것을 방해하고 상피의 재생 방향을 치관쪽으로 향하게 하여 치근막, 치조골 등의 치주조직이 재생할 수 있는 공간과 시간을 확보하고자 하는 획기적인 발상의 치료법이다. 그러나 아직 평가할 수 있는 수준에 이르지 못한 것이 현실이다. 치조골이 증가했다거나 염증 증상이 개선되었다는 증례 보고는 볼 수 있지만, GTR에 의해 치아 수명이 늘어났다는 역학적 보고는 아직 나오지 않고 있다.

6) 초진 전악감염제거요법이란?

최근 치주외과 치료를 해도 성과가 확인되지 않아 의문이 제기되고 있다. 치아동요 개선이나 부착치은 수준의 회복도 볼 수 없다. 치은출혈은 일시적으로는 없어지지만 다시 재발한다. 이것을 깨달은 치과의사는 점점 치주외과 치료를 하지 않게 되었다. 이와 비교해 볼 때 치주낭소파술은 성과가 확인되고 있다(그림 25, 26).

그 무렵 '초진 전악감염제거요법(OSFMD: one-stage full-mouth disinfection)'이라는 치료법이 발표되었다. 치주병원균이 구강 내에서 감염을 확대해 나간다고 생각하여 초진 시 한 번에 스케일링과 치근활택술을 하는 것이다. 즉, 초진에서 24시간 이내에 상·하악 전체에 걸쳐 스케일링과 치근활택술을 한 다음 시술자 잇솔질과 가글링제로 감염을 예방하는 방법이다. 상악에 스케일링과 치근활택술을 철저히 했더라도 하악을 방치하면 하악의 병원균이 상악으로 감염되기 때문에 한꺼번에 끝내자는 발상이다.

이 초진 전악감염제거요법과 와타나베 치간세정요법의 효과를 비교한 것이 그림 27이다. 4주간의 실험 동안 와타나베 치간세정요법 쪽이 치은염지수, 부착치은 수준, 치주낭 깊이에서 개선되었으나 유의한 차이는 없었다. 다만 치주낭검사(probing) 할 때의 출혈만큼은 와타나베 치간세정요법이 일주일 만에 눈에 띄게 개선되고 있었다. 철저하게 치면세균막과 치석을 제거(초진 전악감염제거요법)

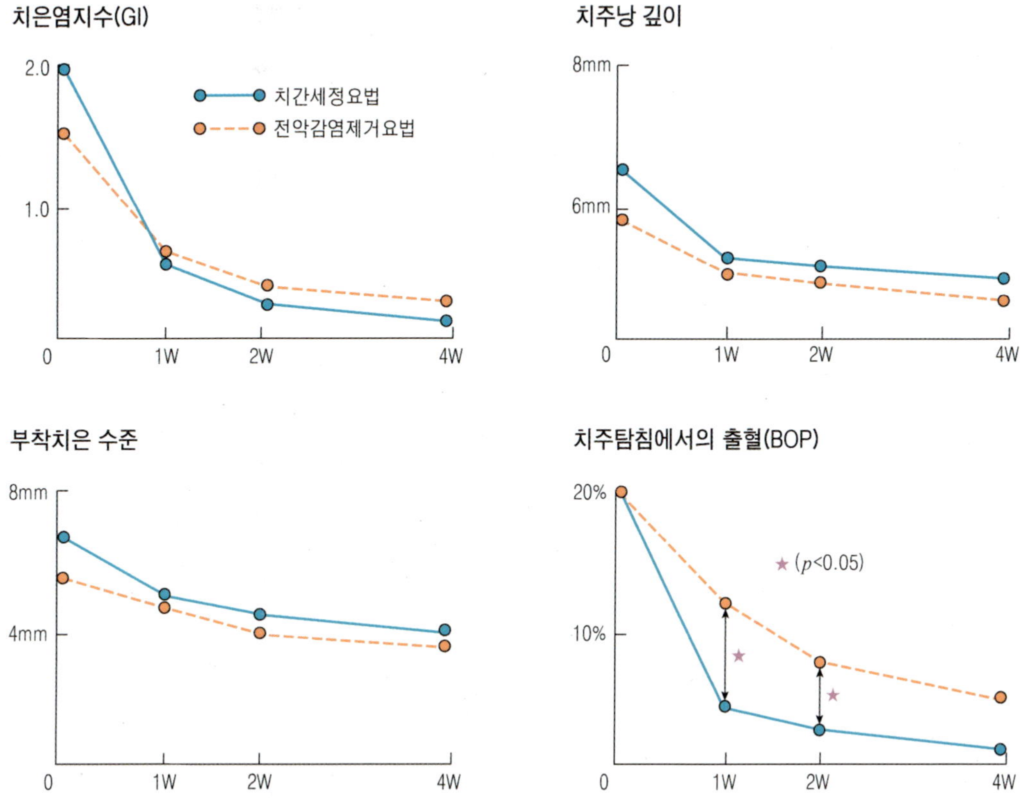

그림 27. 와타나베 치간세정요법과 초진 전악감염제거요법(one-stage full mouth disinfection)의 비교[24]. 현재 가장 좋은 것으로 알려진 초진 전악감염제거요법과 비교하면 와타나베 치간세정요법은 치은염지수, 치주낭 깊이, 부착치은 수준에서는 유의한 차이가 나타나지 않았으나 프로빙 할 때의 출혈이 일주일 후에는 유의하게 개선되었다.

한 경우와 와타나베 치간세정요법을 한 경우 사이의 증상 차이는 없으나, 치은출혈만큼은 와타나베 치간세정요법이 더 빨리 낫는다.

원인제거요법이라고 생각하면 치석 제거 후 치주낭 안의 세정이 효과적일 것으로 생각된다. 그러나 1980년대 논문[25]을 살펴보면 요오드(iodine) 제제로 세정한 경우와 물로 세정한 경우의 효과에는 차이가 없었다. 또한 세정한 경우와 하지 않은 경우에도 차이가 없었다. 세정으로는 치은연하 세균막을 깨끗하게 모두 씻어내지 못했을 것이다. 치은연하 세균막은 바이오필름 모양이라서 세정만 해서는 지워지지 않는다. 치주병원균이 쉽게 스며드는 환경(온도, 습도, 혐기도, 혈액 등)이면 소량만 남아 있어도 바로 정상상태(그 환경에서는 더 이상 늘어나지 않는 상태)로까지 증식해 버린다.

초진에서 전악감염제거요법으로 철저하게 치면세균막과 치석을 제거하는 것보다 와타나베 치간세정요법으로 치은을 강하게 하는 방법이 효과적이어서, 원인제거요법을 중심으로 하는 현재의 상식과 패러다임을 뒤집는다고 생각한다.

7) 치주내과요법의 효과는?

치주질환의 병원균으로서 진균도 관여하고 있다고 생각하여 항균제와 항진균제를 병용하여 복용하는 치료법이 치주내과요법이다. 중증의 치주질환에는 매우 효과적이다. 일본에서 개발된 치료법이지만, 일본치주병학회에서는 이 치료법을 인정하고 있지 않으므로 당연히 일본 국민건강보험에서도 인정받지 못하고 있다.

치주내과요법을 실천한 증례[26,27]를 보면, 치주질환 치료에 상당히 효과를 보이고 있다. 중증 환자 사례에서는 적어도 현행 일본 국민건강보험의 치료법보다는 효과적이다. 그러나 완치되는 증례는 적고 재발이 우려된다. 여기에 만성질환의 원인제거요법에 한계가 있어 보인다. 와타나베 치간세정요법은 숙주를 강하게 만들어 치주질환을 치료하려고 하므로 치주내과요법과는 치유의 메커니즘이 다르다. 중증 환자는 치주내과요법과 와타나베 치간세정요법을 함께 사용하면 상가효과(相加效果)(역주: 두 가지 이상의 약물을 함께 투여하면 그 작용이 각 작용의 합과 같은 현상)를 거둘 수 있다.

8) 호프리스 티스란?

미국, 캐나다 치과의사는 호프리스 티스(hopeless teeth, 치료 가능성이 없는 치아)라는 말을 쓴다. 환자의 치아 1개를 호프리스 티스로 진단하고 발치로 진행한다. '호프리스'란 도대체 누구를 위한 호프리스일까? 치과의사에게는 호프리스이지만 환자에게는 절대로 호프리스가 아닌 소중한 치아이다. 치과의사가 호프리스라고 해서 발치하는 것을 환자에게 납득시키려고 하는 것은 아닐까? 한 명의 치과의사가 '저로서는 가망이 없는 치아입니다'라고 말하더라도 다른 치과의사에게 진료를 받으면 오래 버틸 수 있는 가능성도 있다.

치과의사가 가지고 있는 풍부한 지식과 높은 기술은 환자 생애 끝까지 그 치아를 지니게 할 수도 있다. 치과의사의 지식과 기술에 대한 평가는 임플란트를 몇 개나 심었다거나 치아를 몇 개 뽑았다는 것이 아니라, 한 치과의사가 호프리스 티스와 같은 치아를 몇 개나 뽑지 않고 버티게 했는지에 달려 있다고 생각한다. 그것이 치과의사의 진짜 실력이다.

9) 발치

질병을 고치기 위해서 발치가 필요할 수도 있다. 치아가 없으면 충치도 치주질환도 존재하지 않는다. 그러나 그것으로는 국민들의 건강한 생활을 담보할 수 없다. 저작능률이 떨어지고 먹는 재미가 반감되며 인지장애(치매)가 될 가능성도 생긴다. 발치하여 치아가 없어지고 제3차 예방이 끝난 후에는 제1차 예방 대상이 되지만, 그것은 발치한 치아와는 다른 치아에 대한 제1차 예방의 적용이다. 발치하지 않으면 구강 전체 치아의 수명이 분명히 늘어난다. 이렇게 치료가 어려워 보이면 발치하고 마는 개념은 '질병이 없어지면 된다'라는 치과의료(disease-oriented concept in dentistry)의 한계이다.

질병을 치료하고 없애기 위해 발치가 필요할 수도 있지만 환자의 건강을 유지하고 증진하기 위하여 발치가 필요하다는 증거는 얼마 되지 않는다. 건강증진 치과의료(health-oriented concept in dentistry) 개념으로 보면 발치를 쉽게 용납할 수 없다. 저작능률을 높이기 위한 발치나 인지장애에 걸릴 가능성을 낮추는 발치도 없다. 환자의 건강을 유지하고 증진하기 위해 무엇을 할 수 있는지 생각해 보고 치아를 보존하고 활용할 방법을 찾는 것이 치과의사의 일이다. 교합력, 교합접촉면적은 치아의 수에 비례하고 동요치아의 유·무와는 관계가 없었다(표 8, 48쪽). 발치하면 구강 내 치아 수는 줄어들고 교합기능은 떨어지게 된다. 치주질환에 의한 동요치아라도 붓지 않고 출혈이 없으며, 통증이 없는 상태를 유지한다면 구태여 발치할 필요가 없다.

3. 치주치료의 '참과 거짓'

1) 잇솔모로 치주낭 내의 치면세균막을 제거할 수 있을까?

TV 광고에 잇솔모 끝이 치주낭 속의 치면세균막을 살짝 제거하는 영상이 있다. 상상의 화면은 흥미롭지만, 그런 상태는 좀처럼 일어나지 않고 치주질환이 그렇게 쉽게 치료되지는 않는다. 우선 잇솔모 다발의 한 올만을 치주낭 안에 넣기가 어렵다. 같은 길이로 된 잇솔모 다발이어서 치주낭에 잇솔 한 올만 넣으려고 해도 옆에 있는 강모의 방해를 받아 치주낭 안쪽까지 들어갈 수 없다. 하물며 치주낭 안에서 잇솔모 끝을 수평으로 움직이는 것은 상당히 딱딱한 모가 아니면 불가능하다고 생각한다.

치면세균막은 바이오필름(biofilm)이라고 하며, 부엌 개수대나 욕실 배수구의 얼룩이나 강바닥의 돌에 붙어 있는 이끼처럼 되어 있다. 이렇게 점성이 있는 바이오필름을 한 올의 모로 쉽게 제거할 수는 없다. 환자의 치아에 붙어 있는 치면세균막에 치면착색제를 바른 후, 환자에게 교육하고 있는 잇솔질 방법으로 전문가 잇솔질을 한 다음, 한 번 더 치면세균막을 착색하여 보여 주기 바란다. 상당히 많은 치은연상 치면세균막이 남아 있을 것이며, 치면세균막이 오래되면 더욱 쉽게 제거되지 않는 것을 볼 수 있을 것이다. 육안으로 보이는 치은연상 세균막도 이 정도 상태인 만큼, 치은연하 세균막을 잇솔모 한 올로 제거하는 것은 무리다.

2) 잇솔질이 치은연하 세균막에 영향을 줄까?

치면세균막과 치석의 제거를 주안점으로 치주치료를 하던 무렵에 잇솔질만으로도 치은 상태가 개선되는 것으로 나타났다(표 7, 34쪽). 치은염과 직접 관련된 것은 치은연하 세균막인데, 잇솔질로는 치은연상 세균막밖에 제거되지 않는다. 그런데 왜 치은염이 개선되는 것일까?

1980년대에 '치은 마사지는 오래전부터 내려오던 사고방식이지만 치면세균막을 제거하는 것이 과학적인 사고방식이다. 마사지는 근육에 대해서 하는 것이지 치은에 대해서는 하지 않는다'고 일컬어졌다. 잇솔질만으로 치주질환이 낫는 현상을 어떻게 설명하느냐가 과제였다. '잇솔질로 치은연상 세균막을 제거하면, 제거된 부분은 바깥 공기에 노출되어 혐기적인 환경에서 호기적으로 변화하므로 혐기성 균인 치주병원균이 서식할 수 없게 된다. 이렇게 하여 치주질환이 낫게 되는 것'이라 생각되고 있었다.

그러나 6~7mm나 되는 치주낭에서는 잇솔질에 의해 치주낭 바닥의 혐기 조건이 변하지 않는다고 생각하는 것이 타당하다. 통상 치주낭 깊은 부위는 잇솔질만으로는 낫지 않는 것으로 여겨지지만, 치아동요는 개선되고 잇솔질을 할 때 출혈이 멈추면 치주질환의 급성증상도 사라진다. 즉, 치주낭의 혐기적인 상태가 잇솔질에 의해 산소가 많은 호기 상태로 된다는 것으로 설명하기에는 무리가 있다고 생각한다.

현재 필자는 잇솔질에 의해 숙주의 치은이 강해지면 치은출혈이 멈추고 치주병원균의 영양이 끊기기 때문에 치주낭 내 세균군집이 바뀌면서 치주질환 증상이 개선된다고 생각한다.

3) 치석이 치주질환의 원인일까?

치석을 제거하면 일시적으로 염증이 가라앉은 것처럼 보이지만 재발한다. 치석 침착이 없어도 치은염이 일어나는 경우도 많다. 치석이 치은염의 원인이라면 상관관계가 있을 것이다. 하지만 치석과 치주질환 사이에 상관관계가 없다는 Alexander의 논문[28]이 있다. 확실히 눈으로 볼 때 치석이 없는 곳에서도 치주질환이 일어나고 있으므로 치주질환의 원인으로 치석 이외의 것들이 있다는 것은 의심

할 여지가 없다.

치석은 치면세균막이 석회화되어 생기는 것으로 여겨진다. 석회화는 치면세균막을 구성하고 있는 세균 내부에서 일어나는 경우가 많다. 세균 속에 석회화물의 핵이 생기고 커져 간다. 균체 내에 석회화물이 쌓이는 것은 세균이 이미 죽었기 때문으로, 치석의 생물학적 활성은 거의 없다.

또한 치석의 위해작용으로 물리적 자극을 들 수 있지만, 치석의 표면은 치면세균막으로 덮여 있으므로 치석의 거친 표면으로 까칠까칠한 특유의 자극이 있을 것으로 생각할 필요가 없다. 심지어 표면의 거친 자극으로 염증이 생길 것 같지도 않다. 치석의 회분(칼슘)은 치은연상치석의 경우 타액에서 유래하고, 치은연하치석에서는 혈액에서 유래한다. 타액의 칼슘은 스타테린(statherin)이나 프롤린 리치 프로틴(proline-rich protein)이라는 단백질과 결합되어 물에 녹아 있는 상태로 되어 있지만, 세균에서 유래된 단백질 분해효소로 분해되면 칼슘을 방출한다. 치은연상치석의 호발 부위는 상악 제1대구치의 협측(뺨쪽)과 하악 전치부 설측(혀쪽)으로, 3대 침샘(타액선)의 개구부에 해당한다. 그러나 치은연하치석은 장소를 가리지 않는다.

치은연하치석은 염증의 원인이 아니라 결과이다. 그러나 치은연하치석을 제거하면 치주질환이 일시적으로 낫는다는 사실을 간과할 수는 없다. 이 사실을 도호쿠대학교(센다이 소재) Yamada Tadashi 명예교수는 NPO법인(비영리법인) '구강건강네트워크' 합동 세미나에서 '치주낭 내에 scaler tip을 삽입함으로써 치은연하치석의 세균군집이 교란되고, 영양 사슬이나 산화환원전위가 무너져 세균 활성이 저하되어 염증이 일시적으로 쇠퇴한다'라고 설명한 바 있다. 또한 치은연하 세균막이 제거되었기 때문에 염증이 가라앉았다고 하더라도 재발할 수 있다. 재발했을 때는 치은연하치석이 많이 붙어 있지 않지만 여전히 재발한다. 재발의 원인이 치은연하치석이 아니라면 무엇이 원인이라 생각하면 좋을까?

치은의 종창이나 배농이 좀처럼 낫지 않는 치아를 발거하였더니 치은연하치석이 잔뜩 부착되어 있었다. 그러자 '치석 제거가 미흡해 낫지 않았다'라고 믿는 치과의료 종사자도 있다. 치은연하치석은 암갈색을 띠고 있다. 검은색은 혈액 속의 헴철(heme iron)이라고 한다. 치은연하치석이 혈액 성분을 함유하고 있는 것은 출혈 부위에서 생긴 증거라고 생각한다. 치은연하 세균막이 석회화되기 위한 칼슘은 혈액에서 공급되는 것으로 생각된다. 즉, 염증이 일어나서 출혈이 있는 부위에 치은연하치석이 생겼다고 보는 것이 타당하다.

실험적 치은염 그래프(그림 2, 12쪽)를 보면, 잇솔질을 중지하고 3~4일 후가 되면 염증이 일어나고 있다. 또한 치면세균막이 석회화되는 데는 3~4일이 걸린다. 염증이 눈에 보이는 시기와 현미경으로 치면세균막이 석회화되는 시기는 대체로 일치한다. 치면세균막의 석회화와 치은염 발병이 동시에 일어나고 있다는 점에서 치석이 치은염의 원인이라고 보는 것은 무리다. 인과관계는 원인이 먼저이고 결과가 나중에 일어나는 것이 보통이다(관련의 시간성).

4) 치주낭 2~3mm는 정상일까?

치과위생사학교 학생들로부터 '제 잇몸 PD(probing depth: 치주낭 깊이)는 2~3mm인데, 잇솔질을 하면 출혈이 납니다. 그게 염증이 있다는 증거겠지요?'라는 질문을 받았다. 생각해 보면 흔한 사례다. 보통 치주낭 깊이가 2~3mm일 경우 정상으로 알려져 있고 그렇게 가르치기도 한다. 정상 치주낭에서 치은출혈이 나타나는 것도 이상한 일이다. 치은출혈은 외출혈이고 외출혈이 있었다는 것은 치주낭 상피가 궤양을 일으켰다는 것이다. 따라서 염증이 발생한 것이다. 한편 와타나베 치간세정요법을 시행하고 있는 사람의 치주낭 깊이는 0.5mm 정도가 대부분이고, 2~3mm가 되면 육안으로는 부종이나 종창이 있는 것처럼 보인다.

와타나베 치간세정요법을 시행하고 있는 사람의 치은은 단단해져서 치주탐침을 삽입할 수 없는 증례가 많다. 치은의 색은 깨끗한 분홍색이며 stippling이 보이는 경우가 많다. 또한 방사선상에서는 치조경선이 명료하게 관찰된다.

개에게 스케일링과 치근활택술을 하고 치은조직을 현미경으로 살펴보면, 상피와 결합조직의 경계는 모호하고 염증성 세포침윤이 나타난다. 잇솔질을 한 부위는 염증성 세포침윤은 없고 상피의 경계도 명료하다(그림 11, 39쪽). 즉, 스케일링과 치근활택술만으로 염증을 낫게 할 수는 없었다. 일반적으로 '건강한 치은'이라고 생각했던 치은에도 염증이 남아 있을 수 있다. 이를 간과하고 2~3mm 치주낭은 정상범위 안에 있다고 결론지은 것은 아닐까. 병리학적 시각과 임상적 시각은 다르겠지만 2~3mm 치주낭을 정상으로 한다면 임상에서 염증이 있는 치은을 간과할 가능성도 있다. 염증을 보는 눈을 길러 두는 것도 필요하다. 그러기 위해서는 와타나베 치간세정요법을 시행하여 정상 치은을 재현하고 관찰해 보기 바란다.

5) 치주질환 지표란?

부착치은 수준은 백악질-법랑질 경계에서 치주낭까지의 거리이다. 부착치은이 짧아져 보이는 곳은 원래 치근막(치주인대)이 있던 곳이지만 치주질환의 진행과 함께 파괴되고 말았다. 따라서 치주질환의 진행 정도를 나타낸다. 예를 들면, 상악 중절치의 경우 치근 길이의 평균은 12mm이므로 부착치은 수준이 6mm라면 치아를 지탱하고 있는 치주조직 면적은 건전치의 50% 이하로 추정할 수 있다. 치근은 치관부 정도로 굵고 치근단(치아뿌리 끝)으로 가면서 가늘어지므로, 엄밀하게는 남아 있는 치근막의 면적이 부착치은 수준과 치근 길이의 비(比)에 비례하는 것은 아니지만 추정할 수는 있다.

치주낭의 깊이는 치은변연에서 치주낭까지의 거리이며, 치주낭 깊은 부위에서 치주질환이 진행되고 있다고 대략적으로 판단할 수 있다. 그러나 치은의 종창 정도에 따라 달라진다. 종창(부종, 부기)이 나으면 치주낭의 깊이는 얕아진다. 부착치은 수준이 악화되지 않아도 치은에 부종이 생기면 치주낭이 깊어진다.

또한 치은절제술을 한 경우에는 당연히 치주낭의 깊이가 얕아진다. 치주낭의 깊이를 치주질환의 평가 기준으로 삼고 있는 한, 치은절제술을 하면 치주질환은 치료된 것이 된다. 설령 치은절제술의 결과 치아의 동요가 증가하고 치근이 노출되며 지각과민이 나타나 마침내 발치를 하더라도, 치주낭이 없어지면 치주질환이 나았다고 평가받고 만다. '치주낭은 나쁜 것이므로 치주낭을 제거한다'라는 생각에 따르면 치은절제술은 받아들일 수 있지만, 건강 유지·증진의 관점에서 보면 치아동요가 증가하고 치근이 노출되므로 치은절제술을 권장할만한 근거는 얼마 되지 않는다.

더불어 치주병원균의 유·무에 대한 검사는 그 부위가 앞으로 어떤 운명을 겪을 것인지 예측하는데 사용되면 좋을 것이다. 치주병원균 중 다수가 혈액 성분을 필수 영양소로 사용하기 때문에 출혈 부위에서는 양성 반응을 보일 것이다. 반대로 출혈이 없는 곳에서는 치주병원균이 없어지기 때문에 음성반응이 나타날 것이다. 요컨대, 치주병원균 검출 키트는 치은열구에서 나오는 출혈을 반영한다는 뜻이다. 임상의 관점에서는 잇솔질 시 치은출혈을 판정하는 것만으로도 충분할 것 같다(60쪽).

6) 치주병원균이 전신에 미치는 영향은?

최근 치주질환과 전신질환의 연관성이 주목받고 있다. 심내막염 환자의 동맥에서 치주병원균(*P. gingivalis*)이 발견됨에 따라 치주병원균이 심내막염을 일으킨다는 추론이 이루어졌다. 그러자 '심내막염을 예방하기 위해 치주병원균을 없애야 한다. 그러기 위해서는 잇솔질과 스케일링, 치근활택술이 필요하다'라는 주장이 제기되었다. 그러나 그것이 성과를 낼 수 있을까?

치주질환자가 심내막염, 협심증, 심근경색에 걸릴 확률이 높다는 점에서 치주질환과 심장질환이 연관되어 있다는 것은 의심의 여지가 없다. 그러나 치주병원균이 1개 병소에서 발견되었다고 해서 '그 균이 심내막염의 원인이다'라고 결론짓는 것은 섣부르다. 역학에서는 거짓상관(위상관)이라든가 간접상관이라고 하는 견해가 있는데, 직접상관과는 확연히 구별된다. 설령 직접상관이 있다 하더라도 인과관계는 될 수 없다.

잇솔질을 할 때 출혈이 있는 사람은 치은열구나 치주낭에 궤양이 있다. 궤양이 생겼다는 것은 감염의 제1차 감염방어 메커니즘인 피부(상피)가 찢어져 있으므로 세균이 쉽게 체내로 들어갈 수 있다는 것이다. 잇솔질이나 스케일링을 한 것만으로도 일시적인 균혈증이 생긴다고 하며, 심내막염이 있는 사람이 아니더라도 치주병원균이 혈관 내에서 발견되는 빈도는 높을 것이다. 수많은 세균이 신체 곳곳에 존재하지만 서식하기에 적합한 환경이라면 정착하고 증식할 수 있다. 이를 감염이라고 한다. 감염이 성립된 후 발병하는 것이 질병의 상식이며, 세균이 정착하고 증식하지 않고서 질병이 일어난다고 생각할 수는 없다.

한편 활성산소는 호중구에 의해서도 생산된다. 궤양면은 호중구가 층층으로 모여 세균이 체내에 침입하는 것을 방지한다. 거기서 호중구는 세균을 탐식하고 세포 내에서 활성산소를 내어 살균한다. 그 후 호중구는 융해하여 흡수되어 버린다. 호중구의 융해가 많은 경우는 고름으로 국소에 쌓인다. 어찌 되었든지 남은 활성산소는 혈액을 통해 전신으로 운반된다. 이 활성산소가 DNA 변성이나 미토콘드리아에 작용하여 당뇨병, 각종 염증, 노화 및 순환기 질환에 영향을 미친다(그림 10, 38쪽). 그러므로 치주질환이 비만이나 조기분만, 간접 류머티즘, 오연성 폐렴(誤嚥性肺炎)(역주: 구강 내 또는 음식물에 붙은 세균이 음식물과 함께 기관이나 폐에 들어가 일으키는 폐렴)에 관여하고 있을 가능성은 충분히 있다.

점적요법연구회(수액요법연구회) 연구진은 활성산소와 같은 과산화물은 대부분의 만성변성질환과 관련이 있으며 비타민 C와 같은 scavenger를 투여하고 수액주사로써 치료할 수 있다고 한다. 치주질환과 전신질환의 관계에 대해 활성산소를 연결하여 생각하면 재미있을 것 같다.

7) '좋은 환자'와 '나쁜 환자'

'좋은 환자'와 '나쁜 환자'의 차이점은 무엇일까? '저 환자는 몇 번을 이야기해도 안 돼, 어쩔 수 없어'라고 치과의료 종사자가 말하면 나쁜 사람이 된다. 좋은 환자란 뭐든지 '네, 네!'라고 말해 주고 나름대로 치료 효과가 잘 나오는 사람이라 생각된다. 경험으로 볼 때 좋은 환자는 20% 미만이고 나쁜 환자는 5% 내외 정도 될까. 의료종사자가 좋은 환자만을 상대한다면 국민의 건강한 삶을 보장할 수는 없다. 평생 자신의 치아로 살 수 있는 사회를 만들려면 좋은 환자 이외에 나머지 80%의 사람도 치과의료의 대상으로 해야 한다.

지금까지의 잇솔질 교육은 잇솔질 방법을 환자에게 알려 주고 환자 자신에게 잇솔질을 하도록 하여 치면세균막 지수가 줄어드는 것을 목적으로 해 왔다. 치면세균막이 원인이라고 생각하면 환자 자신에게 잇솔질을 시키는 방법도 있을 것이다. 그러나 염증은 숙주의 방어반응으로, 그 방어반응이 약해져서 발병한다면 숙주의 방어반응을 활성화할 필요가 있다. 즉, 잇솔질로 숙주를 활성화하려면 치과의사와 치과위생사가 자신의 기술을 사용해야 하고, 그것은 치료의 일환이라고 생각한다. 치과의사와 치과위생사의 구강보건교육이 미숙하기 때문에 동기부여에 실패하여 나쁜 환자로 만들어 버렸다고도 생각할 수 있다.

8) 잇솔질 교육과 평가

최근 의료계에서도 PDCA가 중요하다고 하지만, 지금까지는 아무래도 평가 부분이 빠진 것 같다. 평가하는 습관이 생기면 불필요한 치료는 하지 않아도 된다. 치석 제거로 출혈이 멈추었는지, 와타나베 치간세정요법의 잇솔질과 비교하여 어떠한지 등을 평가하는 것이 일상적으로 가능해지면 효율적으로 치료할 수 있다.

인터넷 서핑을 하다가 '기술이란 교과서를 읽고 그대로 하면 되는 것이 아닙니다'라는 문구가 눈에 들어왔다. 그러면 과연 어떻게 하면 좋을까?

자신이 하고자 하는 목표를 알고, 그 이론을 이해하고, 이론에 따라 손을 움직이며, 성과를 평가하는 단계를 여러 번 반복해서 향상하는 것이다(이론-실천-성과). 손을 움직이는 방법만 안다고 우수한 기술자가 될 수는 없다. '여기는 이렇게 하세요, 저기는 이렇습니다. 그게 아니라 이렇습니다'라고 하는 교육은 진정한 교육이 아니다. 자기 방식을 강요할 뿐이다. 현장에서 치과위생사 교육은 이러한 교육 방식이 주류이며, 자신의 방식 이외에는 다른 방법을 인정하지 않는다. 이것은 경험주의이며 학문이 뒷받침하는 의료(EBM: evidence based-medicine)라고 말할 수 없다.

한 발 더 나아가 생각하고 왜 그런 조치를 하는지, 어떤 결과를 얻을 수 있는지, 기대한 결과를 얻지 못하면 어떻게 해야 하는지를 자신이 시행하는 치료에 적용해 본다. 와타나베 치간세정요법은 학문(이론과 실증)에 의해 뒷받침되므로, 목표(치은출혈이나 치아동요, 치주질환 재발이나 급성발작, 구취 등의 개선)를 알고서 왜 효과가 있는지에 대한 이론을 이해하고 실천한다. 출혈은 나았는지 동요가 개선되었는지 평가하는 습관을 길러 스스로 판단할 수 있는 치과의료 종사자가 되는 것이 중요하다. 잇솔질 교육은 기술지도만 하면 되는 것이 아니라 동기부여를 통해 환자의 행동 변화를 일으키는 것이다. 그리고 행동 변화 여부에 따라 잇솔질 교육을 평가해야 한다. 환자에게서 잇솔질에 대한 질문이 나오면 성공했다고 말할 수 있다.

4. 치주치료의 평가

1) 평가 방법

치주질환이 나았다면 어떤 상태를 말하는 것일까? 예를 들면, '치아가 붓지 않는다', '치은에서 출혈이 없다', '고름이 나오지 않는다', '치아동요가 멈췄다' 등이다. 치주질환의 진행에 따라 치유의 상태도 달라진다. 여러 번 붓고 아프며 고름이 나고 이가 시린 등의 증상이 없고 평생 그 치아를 쓸 수 있으면 괜찮을 것이다.

현재 치주질환 임상검사로 치아동요도, 치주낭 깊이, 치주낭 측정에서 치은출혈, 치면세균막 부착 정도, 방사선검사 등이 시행되고 있다. 치아동요도와 방사선검사, 치주낭 깊이는 치주질환의 중증도를 측정하는 데 쓰이고 있다. 심한 치주질환은 발치가 허용되기 때문에 치아동요도와 방사선검사는 발치 여부를 결정하는 데에 사용되지만, 다른 한편으로는 치과의사들이 발치를 하기 위한 면죄부가 되고 있다고 생각한다.

치주낭 깊이 측정과 치은출혈은 치주질환의 현재 상태를 반영한다. 따라서 이러한 지표를 개선하기 위해 치료가 이루어져야 하며, 개선되었다면 치료 효과가 있었을 것으로 생각할 수 있다. 환자가 병원을 방문할 때마다 개선되지 않았다면 지난번 치료의 효과가 없었다고 생각해야 한다.

치면세균막 부착 정도는 치면세균막 감소 달성도(환자 자신의 잇솔질 기술평가)이다. 그것은 또한 어떤 면에서 치과위생사의 동기부여 능력을 평가하기도 한다. 동기부여를 잘하는 치과위생사의 환자는 치면세균막 부착 정도가 개선되어 간다. 어찌하였든 잇솔질을 할 때 출혈이 없는 것(치주낭에 궤양이 없음)이 가장 중요한 지표이다.

2) 일본 국민건강보험에 의한 치주치료의 평가

치주질환에 적응된 일본의 국민건강보험 항목을 살펴보면, 잇솔질 교육, 치석 제거, 치주외과가 주류이며, 그 밖에 부적절한 금속관 등의 재수리, 교합조정, 동요치아 고정, 통증이나 부기가 심한 경우의 항생제 투여와 발치이다. 이렇게 국민건강보험에서 급여가 되는 대부분은 질병의 증세에 따라 대응하는 대증요법이라고 할 수 있으며, 일본의 치과의원 대부분이 시행하고 있다.

문제는 국민건강보험이 성과급 지급제로 되어 있어서 병이 낫든 낫지 않든 진료하기만 하면 된다는 것이다. '실패 보수'라고 말하는 사람도 있다. 치과의사가 실패하면 할수록 환자는 늘고 이익이 오르는 시스템이기 때문이다. 잘 치료하면 짧은 기간에 낫고, 환자는 오지 않기 때문에 치과의원은 돈을 벌지 못한다. 서투른 치과의사가 치료하면 나을 때까지 계속 통원해야 하므로 치과의원 수입은 늘어난다. 와타나베 치간세정요법에 의한 숙주면역강화요법은 다른 어떤 치료법보다 더 빨리 치은출혈을 멈추게 할 수 있다. 그러면 나았던 환자는 병원을 찾지 않게 된다. 환자는 행복해져도 치과의원은 환자가 줄어들 것이라 생각하게 되지만, 사실은 입소문으로 평판이 좋아져서 오히려 환자 수는 늘어난다.

국민건강보험의 치주치료에서는 치면세균막이 치주질환의 원인으로 여겨지고 있으므로 치면세균막과 치석을 제거하는 것을 목적으로 하고 있다. 따라서 치료평가는 치면세균막 부착량과 질병의 진행도, 즉 증상의 평가로 요소가 너무 많아서 성과를 판단할 수 없는 실정이다. 또한 '성과급 지불제도'도 치주치료 발전에 걸림돌이 되는 것으로 보인다. 와타나베 치간세정요법을 시행하고 잇솔질을 할 때 출혈이 멈추기만 하면 병리학적 염증은 개선된다. 궤양이 존재한다는 증거인 치은출혈을 평가의 기준으로 삼는다면, 치주치료에 패러다임 전환(paradigm shift, 인식체계의 대전환)이 일어날 것이다.

3) 충치 예방의 전철을 밟지 않도록

일본에서는 다이쇼시대(大正, 1912~1926)부터 '충치 예방을 위해 이를 닦자'라고 말해 왔다. 3-3-3 방식이나 100% 닦는 것이 권장되었다. 충치는 세균이 원인이기 때문에 세균을 완전히 제거하면 된다는 이론이다. 그러나 그 이론으로는 성과를 얻지 못했다. 사람은 세균으로부터 떨어져 살 수 없기 때문이다.

결국 불소 활용이 일본 아이들의 충치를 줄일 수 있었다. 이것을 검증해 볼 필요가 있다. 감염병의 고전적 사고방식에 세 가지 요인이 있다. 세균과 숙주와 환경이다. 충치 예방법으로 생각된 것은 세균요인 제거와 환경요인으로서 설탕 섭취 제한, 숙주요인으로서 불소 활용이었다. 확실히 충치는 세균과의 관계에서 발생한다.

Stephan은 잇솔질을 4일간 멈춘 뒤 10%의 포도당으로 입을 헹구면 3분 이내에 치면세균막 pH가 5.5 이하로 떨어져 탈회하는 것을 관찰했고[29], Fosdick의 3-3-3 방식으로 발전했다. 3-3-3 방식으로 이 닦기를 한 그룹은 충치가 적었기 때문에, 이를 닦고 치면세균막을 제거하면 충치가 생기지 않는다고 말했다[30].

쥐를 무균상태로 두면 설탕을 대량으로 먹여도 충치가 발생하지 않았던 Orlando의 연구[31]에서 충치 발생에 세균이 필수적인 요인임을 알게 되었다. 이들 연구는 '충치 예방을 위해서는 이 닦기'라는 기존 상식을 뒷받침했다. 그러나 과학적으로 논쟁을 전개하려면 이론과 실증이 필요하다. 잇솔질만으로 충치 예방이 가능했다는 논문은 극히 적다. '충치 예방을 위해서는 이 닦기'는 실증되지 않았다.

그 후 충치의 원인균, 뮤탄스균이 내는 균체외다당, 그 합성효소, 뮤탄스균의 유전정보 등은 무엇인지와 같은 다양한 연구가 이루어졌다. 임상에 더 가까운 연구로는 우식 활동성 시험이 있다. 또한 균체외다당을 분해하는 효소를 치약에 넣는 연구도 있었다. 이 연구들이 얼마나 충치 예방에 기여했을까? 본래는 그것들을 평가해야 한다. PDCA(11쪽)에 있다. 우식 활동성 시험에 관해서는 일본 국민건강보험에 도입된 바도 있다. 그 시험을 시행하여 치료법을 선택할 수 있다면 가치는 있겠지만, 시험을 하든 하지 않든 치료법과 예방법이 같다면 시험의 가치는 없다.

인류는 세균이 널리 퍼져 있는 지구상에 나타나 세균의 침습을 견딜 수 있는 몸이 되어 왔다. 세균도 잇따라 신종이 생겨나면서 세균뿐만 아니라 바이러스, 원충 등을 포함한 병원체와 싸움이 벌어졌다. 충치에 관해서 말하자면 뮤탄스균이 원인균으로 여겨진다. 뮤탄스균은 모든 곳에 존재하지만 다른 상주균이 우세한 곳에서는 조용히 숨어 있다. 그러나 설탕을 많이 섭취하는 사람의 입에서는 뮤탄스균이 번식한다.

설탕 섭취를 줄이면 뮤탄스균이 감소하지만 제로는 아니다. 제로가 되어도 어딘가에서 바로 입안으로 들어온다. 이를 닦아도 치면세균막은 금방 붙어 버린다. 우리는 잇솔로 소와열구를 청결하게 할 수 없다는 것을 알고 있다. 이것은 이 닦기만으로는 충치를 예방할 수 없다는 증거이다. 잠자기 전 이 닦기, 마무리 이 닦기, 100% 닦기 등의 성과가 확인된 사실이 극히 적다는 것은 EBM(evidence-based medicine)에서 보면 매우 걱정스러운 이야기다.

환경요인으로서 설탕 섭취 제한은 대체 감미료에 의해 어느 정도 성과는 확인되고 있지만, 설탕이 조금이라도 존재하거나 뮤탄스균이 입안에 남아 있더라도 숙주인 치아가 균이 만든 산에 지지 않는 상태라면 충치는 생기지 않는다. 구강 내 상주균을 제거하거나 죽여서 충치를 예방하려는 발상에는 무리가 있다. 지금까지 엄청난 수의 연구자와 연구비(사람과 돈)가 들어간 이 기초연구는 대체 무엇이었단 말인가. 충치라는 병을 전체적으로 조망하지 못했던 데에 그 원인이 있는 것 같다.

언제 이를 닦아야 하는지, 하루에 몇 번 닦아야 하는지 등의 논란이 있지만 불소를 이용한다면 별로 문제가 되지 않는다. 한편으로 공중보건 분야에서는 불소의 이용이 강력히 요구되고 있다. 좀처럼 널리 보급되지는 않았지만 마침내 일본에서도 아이들의 충치를 줄일 수 있게 되었다. 그것은 불소가 들어간 치약, 불소 가글린(fluoride mouthrinse)의 성과이다. 숙주를 강화하여 예방할 수 있었던 것이다.

치주질환 연구의 역사도 '충치 예방을 위해 이를 닦자'와 닮았다. 상관관계와 인과관계를 뒤섞고 있다. 임상에서는 처치 자체보다 성과가 높아져야 한다. 성과란 '평생 자신의 치아로 음식을 먹을 수 있고 이를 뽑지 않아도 되며, 갑자기 붓거나 고름이 나거나 통증이 심하게 오는 급성발작(급성치주염)이 없어지고 배농과 출혈이 없어지며, 상쾌한 구강 상태가 된다'는 것이다. PDCA를 재확인하기 바란다. 또한 이론과 실증의 통합적 의미를 생각해 주기 바란다.

맺음말

이 책 출판에 관한 이야기가 정리된 지 2년이 넘었다. 그동안 여러분의 충고와 말씀을 들으며 생각하게 된 것도 많았다. 가능한 한 솔직하게 그것들을 받아들이려고 노력하였고 그 기본 입장(stance)은 EBM(47쪽)이다. Moving from opinion-based practice to evidence-based medicine(권위자의 의견에 의한 임상에서, 근거에 기초한 의학으로의 전환)이라는 말도 생각난다.

AP통신은 2016년 8월 '치실(dental floss) 사용에 의학적 근거가 보이지 않는다'라는 조사결과를 발표했다. 반면 치실 사용을 권장하고 있는 AAP(미국치주병학회, American Academy of Periodontology)는 조사결과를 지지하는 과학적 근거는 적다고 하면서도 치실 사용 방법이 잘못되었다는 견해인 것 같다.

AAP가 치실을 지지하는 것은 ADA(미국치과의사회, American Dental Association)가 권장하기 때문이다. ADA는 1908년부터 치실을 권장하고 있다고 한다. 또한 AP통신은 ADA가 이론적 근거로 든 논문들의 신뢰성이 매우 떨어진다고 전하고 있다. 게다가 미국 연방정부는 AP통신에 대해 치실의 유효성을 뒷받침하는 연구가 없음을 인정하고, '미국인을 위한 식생활지침'에서 치실 사용 항목을 삭제한 것으로 보인다. AP통신의 결과가 사실이라면 치실의 효과를 믿어 온 사람은 헛수고를 해 온 것이 된다.

20~30년 전 일본에서 '닦는 것과 닦이는 것은 다르다'라는 논쟁과 겹쳐 보인다. Moving from opinion-based practice to evidence-based medicine(권위자 의견에 의한 임상에서, 근거에 기초한 의학으로 전환)을 잘 씹고 맛보기를 바란다.

일본치주병학회의 조사에 따르면 임플란트 의치를 장착하고 치과에 유지관리를 다녔던 사람이라도 3년 이상 지나면 33%가 임플란트주위점막염에 걸렸고, 9.7%가 임플란트주위염에 걸렸다고 한다. 유지관리를 다녀도 40% 이상의 사람이 염증을 일으키는 치료법에는 아직 개선해야 할 여지가 남아 있다고 생각한다. 유지관리의 치료 방법이 나쁘다고 하는 이론도 있을지 모르지만, '닦는 것과 닦이는 것은 다르다'라고 하는 것과 겹쳐 보인다. 그러므로 치면세균막과 치석을 제거하는 기존 이론과는 다른 이론을 생각해 보는 것도 하나의 선택일 것이다. 숙주면역강화이론에 근거한 '와타나베 치간세정요법'은 치주질환의 치료와 예방에 매우 효과적이다. 이 이론은 과학적 실험으로 뒷받침된 것으로서, 이 책에 기재된 대로 실행하면 같은 성과를 얻을 수 있을 것이다. 같은 성과를 얻을 수 없는 경우에는 이론을 이해하지 못했거나 쓰인 대로 실행하지 않은 것으로 생각할 수 있다.

현재 권장되는 잇솔질법에는 바스법, 스크러빙법 등이 있으며 치면세균막과 치석의 제거가 치주질환의 근본적인 치료법이라고 믿고들 있다. 이에 비해 와타나베 치간세정요법이 지향하는 것은 숙주(치주조직)를 강화하는 것이다. 와타나베 치간세정요법은 잇솔질 손기술뿐만 아니라 치주질환에 대한 생각도 기존의 치료법과 다르다.

숙주면역강화요법에 이르러서, '염증이란? 염증 치유에 무엇이 필요한가? 만성염증과 급성염증의 차이는? 치은출혈이 시사하는 바는? 숙주와 세균총의 관계는?' 등의 의문점이 의외로 깔끔하게 해결되었다. 치주질환에 대한 숙주면역강화요법은 와타나베 치간세정요법에만 국한되지는 않는다. 앞으로 다른 방법이 생겨날 것이다. 현재도 수동잇솔뿐 아니라 전동잇솔(음파진동잇솔)도 간편하게 이용할 수 있는 가치가 큰 것으로 알려져 있다.

필자 자신이 여기에 이르기까지를 되돌아보겠다. 아무 뜻 없이 히로시마대학교의 예방치과에 들어가 어슬렁거리며 논문 쓰는 것을 돕고 있을 무렵, 하숙집 아주머니가 한 말이 있다.

"아저씨, 매일 늦게까지 대학에 있으면서 뭐해?"

"침을 모아서 효소를 정제하고 있어요."

"그러면 충치가 줄어드는 거야?"

"모르겠어요."

"그럼, 야네코이 이야기네." (야네코이: '하찮은'이라는 히로시마 사투리)

히로시마대학교에 취직했을 때 치과계에서 영어 논문을 발표하는 선생님은 매우 적었다. 그러던 중에서도 필자 팀은 연간 2편 정도로 영어 논문을 발표했다. 복사지(타이핑 복사 먹지)를 넣어 타이핑하고, 2부를 편집자에게 보내는 것이다. 한 번 타이핑을 실수하면 한 페이지 전부를 다시 쳐야 했다.

한겨울에 24시간 동안 기니피그의 소변을 모을 때는 기니피그의 분변(똥)을 가스난로로 덥혀서 나무젓가락으로 주워내고 소변을 모으기도 했다. 또한 온실에 들어가 4, 5시간씩 작업하는 일도 잦았다. 그런 고생을 하고서도 논문이 게재되기로 확정되면 기뻐서 어쩔 줄을 몰랐다. 그런데도 하숙집 아주머니는 '하찮은 것'이라고 한다. 가치관의 차이다. 나중에 배웠지만 Fukuzawa Yukichi(역주:

일본 개화기의 계몽사상가. 일본은행 발행 1만 엔 지폐 속 인물)는 '활용되지 않는 학문은 무학이나 마찬가지이다'라고 했다. 하숙집 아주머니도 같은 말을 하고 있다.

히로시마에서 추억이 하나 더 있다. 히로시마대학교에 치과대학 창설에 분주했던 Takagi Kenkichi 선생님과의 추억이다. 선생님은 히로시마현 치과의사회 회장 임기를 마친 후, 일본치과의사회 부회장이 되어 매주 월요일 야간열차로 도쿄의 일본치과의사회에 가서 수요일 아침에 히로시마로 돌아오는 힘든 스케줄을 해내고 있었다. 그래서 화요일은 필자가 대진을 하게 되었다. 초보 치과의사이지만 콧대가 높았던 필자는 선생님께 물었다.

"선생님, 왜 경쟁자(치과의사)를 만드는 치과대학 창설에 힘쓰셨습니까?

그러자 선생님은 이렇게 대답했다.

"나는 자네를 미나미고등학교 검진에 데려가고 싶네. 요즘 고등학생 입안이 깨끗해졌다고 생각하지 않나? 히로시마대학교에 치과대학이 생기니 깨끗해진 거야."

선생님은 돈을 벌기 위해 치과의사를 하는 것이 아니라 고등학생 입안을 깨끗이 하기 위해 치과의사를 하고 있었던 것이다.

'치과의사의 일은 모든 사람의 입안을 깨끗하게 하는 것이다'라는 가르침을 받았다. '재물을 남기는 것은 하(下), 이름을 남기는 것은 중(中), 사람을 남기는 것은 상(上)'이라고 한다. Takagi 선생님은 필자를 치과의사로 남게 해 주었다. 필자도 치과의사를 남겨야 할 것 같다는 생각이 든다. 어떤 치과의사를 남겨야 좋을까?

일본 치과의사법(역주: 일본에서는 의료관계인 직종별로 따로 법률이 제정되어 있다. 의사법, 치과의사법 등) 제1조에는 '치과의사는 치과의료 및 보건지도를 관장함으로써 공중위생 향상 및 증진에 기여하여 국민의 건강한 생활을 확보한다'라고 적혀 있다. 치과의사들은 치과의료 및 보건교육을 통하여 공중보건의 향상과 증진에 공헌해야 한다. 그러나 공중보건의 향상 및 증진에 공헌하는 직업은 치과의사뿐만은 아니다. 의사법, 약사법에도 규정되어 있다. 의사, 치과의사, 약사가 협력하여 공중보건의 향상 및 증진에 공헌하게 된다.

그리고 다른 직업을 가진 사람들과도 손잡고 국민의 건강한 생활을 확보해야 한다. '건강, 공중보건, 치과의료, 보건교육이란 무엇인가'를 확실하게 이해하고 자신이 일하는 방식을 결정해야겠다. 다행히도 일본에서는 8020운동을 외치고 있다. 평생 자신의 치아로 음식을 먹을 수 있는 사회로 만드는 것이다. 그러기 위해서 치과의사로서 무엇을 할 수 있는지가 과제가 된다. 치과의사에게 필요한 철학이라고 생각한다.

제1장에서도 언급했듯이 치학박사 학위를 받고 도미했을 때의 일이다. 텍사스대학교 생물의학연구소에서 박사과정과 석사과정 학생을 지도할 기회가 있었다. 어느 날 조(Joe)라는 박사과정 학생이 '선생님은 과학자시죠?'라고 말했다. 이런! 필자는 치과의사, 즉 닥터인데 여기서는 과학자로 보이는가 보다. 과학자로 보인다면 과학자가 되어보자.

과학자가 되려면 과학이 무엇인지 알아야 한다. 과학은 이론과 실증의 통합이라고 한다. 과학자로서 생각할 때 '사실을 바탕으로 논리를 세워서 결론에 이른다'라고도 한다. 또한 '활용 가능한 학문'을 가미했을 때 이론, 실천, 성과를 의식하는 것이 요구된다.

과학의 눈으로 치과를 살펴보기로 하자. 치아가 빠지는 원인을 살펴보면 충치가 제1위이고, 치주질환이 제2위이다. 제3위가 치열교정을 하려고 발치하는 것이다. 충치를 예방할 수 있다면 평생 자신의 치아를 사용할 수 있는 사회에 한 걸음 더 다가갈 수 있다. 현재 이것은 불소를 이용함으로써 가능하다는 것을 알고 있다. 실제로 충치는 급감했고 여기에 의지하여 생계를 이어오던 치과의사들은 사양길에 올랐다. 남아 있는 것은 치주질환과 치열이다. 치열과 관련된 요인들은 복잡하여 좀처럼 감당할 수 있는 일이 아니다. 치열보다는 치주질환이 더 단순하지 않은가. 치주질환의 예방과 치료가 가능하다면 평생 자기 치아를 사용할 수 있는 사회에 다시 다가갈 것으로 생각한다.

충치 예방에서 가장 먼저 부딪힌 것은 '이 닦기만으로는 예방이 안 된다는 것'이었다. 잇솔질만으로 충치 예방이 가능하다는 논문은 Fosdick[30)]의 논문뿐이었다. 그 이후 발표된 논문은 이 닦기만으로는 충치를 예방할 수 없다는 논문들뿐이다. 하지만 불소가 들어간 치약을 사용하면 충치를 예방할 수 있다.

'이 닦기만으로는 충치를 예방할 수 없다'라고 말하면 바보 취급을 받을 때도 있었다. '이런 폭언을 하는 무리가 있다'라고 힐난을 받기도 했다. 이후 소아치과 교수 등으로부터 반대 목소리가 나왔다.

'이 닦기만으로 충치를 예방할 수 없다면 어떻게 해야 할까?'

'불소가 들어간 치약을 사용하면 예방할 수 있습니다.'

'이것 봐! 이 닦기가 필요해.'

궤변 같은 소리다....

돌아보면 치과의사들 사이에서는 얼마나 빨리 틀니를 만들 수 있는지, 어려운 발치를 얼마나 빨리 할 수 있는지 등이 가치판단의 기준이 될 때도 있었다. 얼마나 큰 브리지를 만들 수 있는지 경쟁하던 시절도 있었다. 그러한 사진을 발표할 때 많은 치과의사가 경탄하는 소리를 지르곤 했다. 한번 그런 사진이 게재되면 꼬리에 꼬리를 물고 늘어진다. 환자는 200만 엔, 300만 엔을 지불하고 있다. 차 한

대 값을 입안에 넣는 것이다. 그런 브리지도 치아뿌리에 충치가 생기면 전부를 떼어내야 한다. 그리고 나서는 치아 몇 개가 뽑히게 되고 음식이 잘 씹히지 않아 쓰지도 못하는 틀니로 바뀌고 만다. 치료의 예후를 미처 고려하지 못한 탓으로 생각된다.

종래의 치주치료법을 살펴보면 항상 만족스러운 결과가 나오지는 않는다. 치료를 해도 호프리스티스(hopeless teeth)라고 불리는 치아는 결국 빼야만 하기 때문이다. 전통적인 치주치료법을 비판적으로 검토해 보면, 잇솔질을 제외한 모든 것이 대증요법일 뿐이다. 잇솔질도 치면세균막 제거를 목적으로 하는 한 충분히 성공하지 못하는 것을 알게 되었다. 치주치료에 있어서는 치면세균막과 치석이 원인이 되어 치주낭이 병세를 악화시킬 것이라고 확신하기도 했다. 치주낭을 절개하여 열거나 인공뼈를 만들게 하는 기술을 경쟁적으로 펼치기도 하고, 기술의 뒷받침인 이론은 경시하고 이름을 날리는 데에 열중하게 되었다. 옛날에 필자도 그랬다. 논문 발표에서도 치주치료에 있어서도 탄탄한 철학이 필요하다고 생각한다.

오카야마대학교 치과대학의 한 학생이 '현재의 치과의료를 이대로 계속하고 있으면, 치아가 모두 없어져 버리고 만다'라고 말했다. 기술 편중 치과의료에 대한 경종일 것이다. 치과의료 종사자는 이러한 반성에 입각하여, 국민의 건강한 삶을 보장하기 위해 치과의사로서 무엇을 할 수 있는지 생각해 볼 필요가 있다. 치과의사법 제1조 그 자체이다.

동물실험과 임상연구를 통해 치주질환은 숙주면역을 강화함으로써 예방할 수 있고 치유되는 것을 알 수 있었다. 하지만 종종 비웃음을 사기도 하고 힐난을 받기도 했다. 최근 NPO법인 '구강건강네트워크' 활동을 통해 조금씩이나마 동참자가 늘면서 밝고 긍정적인 빛이 보이기 시작했다. '불소를 이용하면 충치가 줄어들겠다'는 예감이 들었을 때와 매우 비슷한 감각이다.

숙주면역강화요법으로서 와타나베 치간세정요법은 한국에서 급속히 확산되고 있다. 전북대학교 장기완 교수, 부산대학교 김진범 교수와 조선대학교 김동기 교수에 의해 종전에 출판한 "뽑지 마! 깎지 마! 자르지 마! 와타나베식 잇솔질요법으로 치아 건강, 전신 건강을!" 한국어판을 발행하였고, 건양대학교 오상환 교수의 노고로 급속히 확산되고 있다. 치과위생사 국가시험에도 와타나베 치간세정요법이 출제되었다.

대만에서는 임충의 선생이 중국어판을 발행하여 보급에 힘을 보태주고 있다(그림 1, 2쪽). 대만에 와타나베 치간세정요법을 보급하는 데에는 아사히대학교의 Isozaki Atsunori 교수의 영향이 크다. Isozaki 교수는 멕시코에도 소개해 주었다. 미야자키의 Shimpuku Yasuhiro 선생 부부는 시애틀에 있는 Kois Center의 Joan Kois 선생과 바르셀로나대학교 Edward Castellon 교수를 소개하여 주었다.

많은 분들의 협조로 여러 지역에서 숙주면역강화요법이 확산되고 있다.

개개인이 그리 노력하지 않아도 자신도 모르게 충치가 줄어드는 충치 예방에서의 불소 이용과 같이, 치주질환 관리에서도 그러한 방법을 찾게 된다면 참 좋겠다. 와타나베 치간세정요법은 익히기가 어렵기 때문에 앞으로는 모두가 쉽게 습득할 수 있는 방법을 개발하여 평생 자기 치아로 살아갈 수 있는 사회를 빨리 실현하고 싶다. 그것이 치과의사의 사명이라고 생각한다.

끝으로 도표 작성과 자료를 제공해 준 오카야마대학교 치과대학 예방치과학강좌의 교실원들에게 감사를 표한다. 그리고 어려운 형편에서도 오랫동안 도와주신 구강보건협회 담당자에게 감사드린다. 두 분의 협조가 없었으면 이 책은 간행되지 못했을 것이다.

참고문헌

01. Miyaura K et al. Rehabilitation of biting abilities in patients with different types of dental prostheses. J Oral Rehabil 2000;27(12):1073-1076.

02. Watanabe K et al. The molarless condition in aged SAMP8 mice attenuates hippocampal Fos induction linked to water maze performance, Behav Brain Ⅱ. A longitudinal clinical Res 2002;128:19-25.

03. Theilade E et al. Experimental gingivitis in man and bacteriological investigation. J Periodont Res 1966;1:1-13.

04. Morita M et al. Comparison of 2 toothbrushing methods for efficacy in supragingival plaque removal. The Toothpick method and the Bass method. J Clin Periodontol 1998;25:829-831.

05. 森田 学ほか. 歯科修復物の使用年数に関する疫学調査. 口腔衛生会誌 1995;45(5):788-793.

06. 森田 学ほか. 歯口清掃による動揺度の改善 動揺度測定装置(TMC-01)を用いての検討. 日歯周誌 1987;29(1):205-210.

07. 恒石美登里ほか. Professional toothbrushingによる口臭の改善 — ハリメーター®を用いての評価—. 日歯周誌 1999;41(suppl-spring):98.

08. 西川真理子ほか. ブラッシングのマッサージ効果. 口腔衛生会誌 1989;39:430-431.

09. Socransky SS et al. New concept of destructive periodontal disease. J Clin Periodontol 1984;11:21-32.

10. Horiuchi M et al. Toothbrushing promotes gingival fibroblast proliferation more effectively than removal of dental plaque. J Clin Periodontol 2002;29:791-795.

11. Tomofuji T et al. Optimum force and duration of toothbrushing to enhance gingival fibroblast proliferation and procollagen type Ⅰ synthesis in dogs. J Periodontol 2003;74(5):630-634.

12. Tomofuji T et al. The effect of duration and force of mechanical toothbrushing stimulation on proliferative activity of the junctional epithelium. J Periodontol 2002;73(10):1149-1152.

13. Sakamoto T et al. Spatial extent of gingival cell activation due to mechanical stimulation by toothbrushing. J Periodontol 2003;74(5):585-589.

14. Miyaura K et al. Comparison of biting forces in different age and sex groups a study of biting efficiency with mobile and non-mobile teeth. J Oral Rehabil 1999;26(3):223-227.

15. Ekuni D et al. Proteases augment the effect of lipopolysaccharide in rat gingiva. J Periodont Res 2003;38:591-596.

16. Silness J et al. Periodontal disease in pregnancy Ⅱ. Correlation between oral hygiene and periodontal condition. Acta Odontol Scand 1964;22(1):121-135.

17. Wennström JL et al. Periodic subgingival antimicrobial irrigation of periodontal pockets. J Clin Periodontol 1987;14(10):573-580.

18. 森田 学ほか. つまようじ法とフロッシングを併用したバス法とのマッサージ効果の比較. 口腔衛生会誌 1997;47(2):158-163.

19. Becker W et al. Periodontal treatment without maintenance. A retrospective study in 44 patients. J Periodontol 1984;55(9):505-509.

20. Ramfjord SP et al. 4 modalities of periodontal treatment compared over 5 years. J Clin Periodontol 1987;14(8):445-452.

21. Pihlstrom T et al. Two methods of periodontal therapy compared over 6 1/2 years: Single and multi-rooted teeth. J Dent Res 1983;62:246(abstract).

22. 石原彰恭ほか. 歯周外科処置後の経過の臨床的研究(特に規格レントゲン写真による歯槽骨の変化を中心として). 日歯周誌 1979;21(1):85-92.

23. Kerry GJ et al. Effect of periodontal treatment on tooth mobility. J Periodontol 1982;53(10):635-638.

24. Cakilci B et al. Reduction of gingival bleeding by professional toothbrushing compared to one-stage full-mouth disinfection. Int J Oral Health 2009;5:17-24.

25. Rosling BG et al. Microbiological and clinical effects of conventional periodontal therapy and adjunctive subgingival iodine irrigation. J Dent Res 1983;62:245(b).

26. 津島克正. 臨床ドットコム抗菌薬·抗真菌薬を用いた歯周内科治療を検証する. デンタルダイヤモンド 12月号, 2007.

27. 津島克正. 歯周内科治療一夫婦·家族間の感染を考える. デンタルダイヤモンド 11月号, 2008.

28. Alexander AG. Dental calculus and bacterial plaque and their relationship to gingival disease in 400 individuals. Brit Dent J 1970;129(3):116-122.

29. Stephan RM. Changes in hydrogen ion concentration on tooth surfaces and in carious lesions. J Am Dent Assoc 1940;27(3):718-723.

30. Fosdick LS. The reduction of the incidence of dental caries I. Immediate tooth brushing with a neutral dentifrice. J Am Dent Assoc 1950;40(2):133-143.

31. Orland FJ et al. Use of the germfree animal technic in the study of experimental dental caries. I. Basic observations on rats reared free of all microorganisms. J Dent Res 1954;33(2):147-174.

부 록

가. Watanabe Tatsuo(渡邊達夫) 교수 연구논문 목록

01. Watanabe T, Morita M, Hiraiwa H, Kishimoto E. Relation between improvement of tooth mobility by oral prophylaxis and host factors. 口腔衛生学会雑誌 Koku Eisei Gakkai Zasshi(Journal of Dental Health) 1984;34(3):220-225.

02. Hiraiwa H, Morita M, Kishimoto E, Watanabe T. Distribution of mobile teeth by age. Koku Eisei Gakkai Zasshi(Journal of Dental Health) 1985;35(1):35-42.

03. Hiraiwa H, Morita M, Watanabe T. Effect of intraoral toothbrushing instruction and using phase-contrast microscope on patient education in periodontal disease. 日本歯周病学会雑誌 Nihon Shishubyo Gakkai Zasshi(Journal of the Japanese Society of Periodontology) 1985;27(3):602-609.

04. Kishimoto E, Sakata M, Watanabe T. Hydrophobicity of the cell-surface of Streptococcus mutans. Shika Kiso Igakkai Zasshi(Japanese Journal of Oral Biology) 1985;27(4):1146-1152.

05. Sakata M, Hiraiwa H, Morita M, Tsurumi M, Okazaki M, Masamura M, Koizumi K, Kishimoto E, Watanabe T. Effect of a dentifrice containing lysozyme chloride on periodontal disease. Nihon Shishubyo Gakkai Zasshi(Journal of the Japanese Society of Periodontology) 1986;28(1):228-234.

06. Morita M, Tsurumi M, Hiraiwa H, Sakata M, Kishimoto E, Kondo M, Watanabe T. Quantitative evaluation of oral prophylaxis using tooth mobility checker. Nihon Shishubyo Gakkai Zasshi (Journal of the Japanese Society of Periodontology) 1987:29(1):205-210.

07. Nishigawa M, Morita M, Koizumi K, Tsurumi M, Kimura T, Kusumoto M, Ishikawa A, Watanabe T. Usefulness of the CPITN as a screening for periodontal disease. Koku Eisei Gakkai Zasshi (Journal of Dental Health) 1988;38(2):206-212.

08. Nishigawa M, Morita M, Watanabe T. Effect of toothbrushing massage on gingiva. Koku Eisei Gakkai Zasshi(Journal of Dental Health) 1989;39:430-431.

09. Okazaki M, Morita M, Kimura T, Tsurumi M, Nishigawa M, Koizumi K, Ishikawa A, Shouriki M, Kishimoto E, Watanabe T. Factors in ceasing regular visits for periodontal patients care. Analysis of questionnaires. Nihon Shishubyo Gakkai Zasshi(Journal of the Japanese Society of Periodontology) 1990;32(3):811-820.

10. Yamamoto T, Morita M, Watanabe T. Longitudinal study on time and order of eruption of permanent teeth. Koku Eisei Gakkai Zasshi(Journal of Dental Health) 1991;41(1):23-34.

11. Kimura T, Kishimoto E, Morita M, Ishikawa A, Tomozane T, Watanabe T. One year observation

of periodontal health after toothbrushing instruction in a community. Koku Eisei Gakkai Zasshi(Journal of Dental Health) 1991;41(3):307–313.

12. Morita M, Hiraiwa H, Koizumi K, Masamura M, Watanabe T. The effect of tooth loss on masticatory ability in a rural district. Koku Eisei Gakkai Zasshi(Journal of Dental Health) 1991;41(1):35–39.

13. Nishigawa M, Kuroki R, Morita M, Watanabe T, Inada Y, Morikuni T, Hayashi M, Yamaoka A, Miyashita H, Hasegawa K. Clinical effects of the counter-rotational action powered toothbrush and the reciprocating powered toothbrush on supragingival plaque and gingivitis. Koku Eisei Gakkai Zasshi(Journal of Dental Health) 1992;42(3):371–379.

14. Kishmoto E, Kanegae M, Ishikawa A, Kimura T, Tomozane T, Nishigawa M, Kuroki R, Kajiura S, Shibata Y, Koizumi K, Watanabe Y, Morita M, Watanabe T. Effect of the dental health program on periodontal disease in the 4 communities. Koku Eisei Gakkai Zasshi(Journal of Dental Health) 1992;42(4):442–443.

15. Kawano R, Harada Y, Nishigawa M, Nishi K, Yamamoto K, Kobayashi Y, Watanabe T. Plaque removal effect of the dentifrice containing granulated zeolite. Koku Eisei Gakkai zasshi (Journal of Dental Health) 1992;42(5):682–688.

16. Okazaki M, Watanabe R, Ishikawa A, Morita M, Watanabe T. Marginal adaptation of fixed prostheses and root caries on extracted teeth. Koku Eisei Gakkai Zasshi(Journal of Dental Health) 1993;43(3):313–318.

17. 宮浦一成, 松香芳三, 山下 敦, 渡邊達夫. 補綴物と咬合力, 咬合接触面積, 咬合圧. 口腔衛生学会雑誌 1993;43(4):494–495.

18. 鶴見真由美, 金鎭範, 渡邊達夫. 歯科診療所における歯周疾患への対応について. 診療報酬明細書による分析. 口腔衛生学会雑誌 1993;43(4):572–573.

19. Yamamoto T, Kajiura S, Hirai Y, Watanabe T. Capnocytophaga haemolytica sp. nov. and Capnocytophaga granulosa sp. nov., from human dental plaque. Int J Syst Bacteriol 1994;44(2):324–329.

20. Morita M, Kimura T, Kanegae M, Ishikawa A, Watanabe T. Reasons for extraction of permanent teeth in Japan. Community Dent Oral Epidemiol 1994;22(5 Pt 1):303–306.

21. Morita M, Ishmura H, Ishikawa A, Koizumi K, Watanabe T. Causes of failure of various types of dental restorations and their longevity. Koku Eisei Gakkai Zasshi(Journal of Dental Health) 1995;45(5):788–793.

22. Ishikawa A, Kimura T, Tomozane T, Watanabe T, Watanabe Y, Hashimoto M. Effect of repeated toothbrushing instructions on periodontal health in a community. 日本公衆衛生学会雑誌 Nihon

Koshu Eisei Gakkai Zasshi 1995;42(9):777-782.

23. Kim JB, Morita M, Kusumoto M, Watanabe T, Takagi S, Nishijima K. Preservation of permanent teeth in a patient with Papillon-Lefèvre syndrome by professional tooth-cleaning. ASDC J Dent Child 1997;64(3):222-226.

24. Morita M, Kajiura S, Kim JB, Okazaki M, Nishigawa M, Hiraiwa H, Kishimoto E, Watanabe T. Effect of professional tooth cleaning on prolongation of tooth life. Koku Eisei Gakkai Zasshi 1995;45(2):190-195.

25. Morita M, Nishigawa M, Ishikawa A, Kimura T, Watanabe T. Clinical and cytological evaluation of the effect of 2 toothbrushing methods on human experimental gingivitis. The Toothpick method and the Bass method combined with flossing. Koku Eisei Gakkai Zasshi(Journal of Dental Health) 1997;47(2):158-163.

26. Morita M, Nishi K, Watanabe T. Comparison of 2 toothbrushing methods for efficacy in supragingival plaque removal. The Toothpick method and the Bass method. J Clin Periodontol 1998;25(10):829-831.

27. Kohmoto S, Okazaki M, Nishimura M, Hiraiwa H, Kishimoto E, Morita M, Watanabe T. Tooth loss in subjects under regular preventive treatment. Koku Eisei Gakkai Zasshi(Journal of Dental Health) 1998;48(5):685-690.

28. Miyaura K, Matsuka Y, Morita M, Yamashita A, Watanabe T. Comparison of biting forces in different age and sex groups: a study of biting efficiency with mobile and non-mobile teeth. J Oral Rehabil 1999;26(3):223-227.

29. Tsuneishi M, Morita M, Watanabe T. Reduction of oral malodor by professional toothbrushing assessed using Halimeter. Nihon Shishubyo Gakkai Zasshi(Journal of the Japanese Society of Periodontology) 1999;41(suppl-spring):98.

30. Miyaura K, Matsuka Y, Morita M, Yamashita A, Watanabe T. Comparison of biting forces in different age and sex groups: a study of biting efficiency with mobile and non-mobile teeth. J Oral Rehabil 1999;26(3):223-227.

31. Okada M, Morita M, Watanabe T, Miyatake K. An analysis of management of private dental clinics in Japan from the survey of the current economy of medicine and dentistry. Bull Tokyo Dent Coll 1999;40(2):79-91.

32. Yamamoto T, Sakamoto T, Watanabe T. Antimicrobial Susceptibility of Capnocytophaga Haemolytica and Capnocytophaga Granulosa. 歯科基礎医学会雑誌 Shika Kiso Igakkai Zasshi (Japanese Journal of Oral Biology) 1999;41(3):212-218.

33. Miyaura K, Morita M, Matsuka Y, Yamashita A, Watanabe T. Rehabilitation of biting abilities

in patients with different types of dental prostheses. J Oral Rehabil 2000;27(12):1073-1076.

34. Kimura T, Morita M, Kinoshita T, Tsuneishi M, Akagi T, Yamashita F, Watanabe T. Fluoride intake from food and drink in Japanese children aged 1-6 years. Caries Res 2001;35(1):47-49.

35. Ogura M, Yamamoto T, Morita M, Watanabe T. A case-control study on food intake of patients with recurrent aphthous stomatitis. Oral Surg Oral Med Oral Pathol Oral Radiol Endod 2001;91(1):45-49.

36. Ohishi K, Kitagawa E, Morita M, Watanabe T, Matsuura T, Ito K. Reasons for extraction of permanent teeth in Okayama Prefecture: A Comparison with the survey in 1986-87. Koku Eisei Gakkai Zasshi(Journal of Dental Health) 2001;51(1):57-62.

37. Horiuchi M, Yamamoto T, Tomofuji T, Ishikawa A, Morita M, Watanabe T. Toothbrushing promotes gingival fibroblast proliferation more effectively than removal of dental plaque. J Clin Periodontol 2002;29(9):791-795.

38. Tomofuji T, Morita M, Horiuchi M, Sakamoto T, Ekuni D, Yamamoto T, Watanabe T. The effect of duration and force of mechanical toothbrushing stimulation on proliferative activity of the junctional epithelium. J Periodontol 2002;73(10):1149-1152.

39. Tsuneishi M, Ogura M, Morita M, Watanabe T, Okada M, Miyatake K, Umemura O. Analysis of treatment items of periodontal disease in dental care records. Koku Eisei Gakkai zasshi (Journal of Dental Health) 2002;52(1):22-27.

40. Tomofuji T, Ekuni D, Yamamoto T, Horiuchi M, Sakamoto T, Watanabe T. Optimum force and duration of toothbrushing to enhance gingival fibroblast proliferation and procollagen type I synthesis in dogs. J Periodontol 2003;74(5):630-634.

41. Sakamoto T, Horiuchi M, Tomofuji T, Ekuni D, Yamamoto T, Watanabe T. Spatial extent of gingival cell activation due to mechanical stimulation by toothbrushing. J Periodontol 2003;74(5):585-589.

42. Ekuni D, Yamamoto T, Yamanaka R, Tachibana K, Watanabe T. Proteases augment the effects of lipopolysaccharide in rat gingiva. J Periodontal Res 2003;38(6):591-596.

43. Morita M, Nishi K, Kimura T, Fukushima M, Watanabe T, Yamashita F, Zhou R, Yang J, Xu X. Correlation between periodontal status and biting ability in Chinese adult population. J Oral Rehabil 2003;30(3):260-264.

44. Yamamoto T, Tomofuji T, Ekuni D, Sakamoto T, Horiuchi M, Watanabe T. Effects of toothbrushing frequency on proliferation of gingival cells and collagen synthesis. J Clin Periodontol 2004;31(1):40-44.

45. Yamamoto T, Ishikawa A, Watanabe Y, Hirano N, Shibata Y, Watanabe T. Prevalence of horizontal

attachment loss in extracted teeth. J Clin Periodontol 2004;31(9):791–795.

46. Tomofuji T, Kusano H, Azuma T, Ekuni D, Yamamoto Y, Watanabe T, Kishimoto T. Gingival cell proliferation induced by use of a sonic toothbrush with warmed silicone rubber bristles. J Periodontol 2004;75(12):1636–1639.

47. Morita M, Horiuchi M, Kinoshita Y, Yamamoto T, Watanabe T. Relationship between blood triglyceride levels and periodontal status. Community Dent Health 2004;21(1):32–36.

48. Tomofuji T, Azuma T, Kusano H, Yamamoto T, Tada T, Morita M, Watanabe T. Role of measurements of probing depth and attachment level in periodontal patients. Nihon Shishubyo Gakkai Zasshi(Journal of the Japanese Society of Periodontology) 2004;46(4):253–258.

49. Yamamoto T, Shimono J, Kanja A, Tsuneishi M, Watanabe T. Relationship between periodontal status and body mass index and blood pressure in periodontal maintenance patients. Nihon Shishubyo Gakkai Zasshi(Journal of the Japanese Society of Periodontology) 2004;46(4):247–252.

50. Ekuni D, Tomofuji T, Yamanaka R, Tachibana K, Yamamoto T, Watanabe T. Initial apical migration of junctional epithelium in rats following application of lipopolysaccharide and proteases. J Periodontol 2005;76(1):43–48.

51. Ohishi K, Yamamoto T, Tomofuji T, Tamaki N, Watanabe T. Isolation and characterization of aminopeptidase from Capnocytophaga granulosa ATCC 51502. Oral Microbiol Immunol 2005;20(2):67–72.

52. Tsuneishi M, Yamamoto T, Yamanaka R, Tamaki N, Sakamoto T, Tsuji K, Watanabe T. Radiographic evaluation of periapical status and prevalence of endodontic treatment in an adult Japanese population. Oral Surg Oral Med Oral Pathol Oral Radiol Endod 2005;100(5):631–635.

53. Sakamoto T, Tada T, Hamamoto K, Yamamoto T, Yamamoto T, Watanabe T. Effectiveness of community oral health programs on the reduction of dental caries in 3–year–old infants. Koku Eisei Gakkai Zasshi(Journal of Dental Health) 2005;55(5):600–607.

54. Yamamoto T, Takeuchi N, Sakamoto T, Murakami C, Tomofuji T, Tsuneishi M, Watanabe T. Factors associated with determining frequency of periodontal treatment in maintenance phase. Koku Eisei Gakkai Zasshi(Journal of Dental Health) 2005;55(3):207–209.

55. Kusano H, Tomofuji T, Azuma T, Sakamoto T, Yamamoto T, Watanabe T. Proliferative response of gingival cells to ultrasonic and/or vibration toothbrushes. Am J Dent 2006;19(1):7–10.

56. Yamamoto T, Kinoshita Y, Tsuneishi M, Takizawa H, Umemura O, Watanabe T. Estimation of the remaining periodontal ligament from attachment–level measurements. J Clin Periodontol 2006;33(3):221–225.

57. Tomofuji T, Azuma T, Kusano H, Sanbe T, Ekuni D, Tamaki N, Yamamoto T, Watanabe T.

Oxidative damage of periodontal tissue in the rat periodontitis model: effects of a high-cholesterol diet. FEBS Lett 2006;580(15):3601–3604.

58. Tsuneishi M, Yamamoto T, Kokeguchi S, Tamaki N, Fukui K, Watanabe T. Composition of the bacterial flora in tonsilloliths. Microbes and Infection 2006;8(9–10):2384–2389.

59. Tomofuji T, Kusano H, Azuma T, Sanbe T, Yamanaka R, Ekuni D, Yamamoto T, Watanabe T. Effects of a dentifrice containing vitamin C on periodontitis in the rat model. Nihon Shishubyo Gakkai Zasshi(Journal of the Japanese Society of Periodontology) 2006;48(3):201–207.

60. Tomofuji T, Sakamoto T, Ekuni D, Yamamoto T, Watanabe T. Location of proliferating gingival cells following toothbrushing stimulation. Oral Dis 2007;13(1):77–81.

61. Yamamoto T, Tsuneishi M, Kanja A, Watanabe T. A 14–year community–based program for prevention of periodontal diseases. Koku Eisei Gakkai Zasshi(Journal of Dental Health) 2007;57(3):192–200.

62. Tomofuji T, Ekuni D, Yamanaka R, Kusano H, Azuma T, Sanbe T, Tamaki N, Yamamoto T, Watanabe T, Miyauchi M, Takata T. Chronic administration of lipopolysaccharide and proteases induces periodontal inflammation and hepatic steatosis in rats. J Periodontol 2007;78(10):1999–2006.

63. Yamamoto T, Tsuneishi M, Murakami C, Watanabe T. Retrospective study on tooth loss during maintenance care in a university hospital. Koku Eisei Gakkai zasshi(Journal of Dental Health) 2007;57(5):632–639.

64. Ekuni D, Tomofuji T, Tamaki N, Sanbe T, Azuma T, Yamanaka R, Yamamoto T, Watanabe T. Mechanical stimulation of gingiva reduces plasma 8–OHdG level in rat periodontitis. Arch Oral Biol 2008;53(4):324–329.

65. Tomofuji T, Ekuni D, Sanbe T, Azuma T, Tamaki N, Irie K, Maruyama T, Yamamoto T, Watanabe T, Miyauchi M, Takata T. Effects of improvement in periodontal inflammation by toothbrushing on serum lipopolysaccharide concentration and liver injury in rats. Acta Odontol Scand 2009;67(4):200–205.

66. Ekuni D, Yamanaka R, Yamamoto T, Miyauchi M, Takata T, Watanabe T. Effects of mechanical stimulation by a powered toothbrush on the healing of periodontal tissue in a rat model of periodontal disease. J Periodontal Res 2010;45(1):45–51.

67. Tomofuji T, Ekuni D, Irie K, Azuma T, Tamaki N, Maruyama T, Yamamoto T, Watanabe T, Morita M. Relationships between periodontal inflammation, lipid peroxide and oxidative damage of multiple organs in rats. Biomed Res 2011;32(5):343–349.

68. Takeuchi N, Ekuni D, Irie K, Furuta M, Tomofuji T, Morita M, Watanabe T. Relationship

between periodontal inflammation and fetal growth in pregnant women: a cross-sectional study. Arch Gynecol Obstet 2012;287(5):951-957.

69. Watanabe T. Countermeasures against COVID-19 from the viewpoints of dental diseases: Strengthening Innate Immunity with the toothpick method of brushing. J Disaster Res 2022; 17(1):82-86.

나. 전문가 치간세정요법 관련 한국인 문헌

01. 장기완. 치주병예방 및 치주관리환자를 위한 잇솔질교습법-Toothpick Method. 대한치과의사협회지 1998;36(10):666-669.

02. 장기완. 전문가잇솔질에 의한 치면세균막관리. 대한치과의사협회지 2001;39(6):443-449.

03. 신원창, 강성귀, 김동기. 비외과적 방법에 의한 치주질환 개선효과에 관한 연구. 대한구강보건학회지 2001;25(2):109-121.

04. 장기완. 치주병의 예방과 관리-잇솔질 출혈지수의 활용-. 치의신보 대한치과의사협회 2004;1301: 52-53.

05. Kook JK, Sakamoto T, Nishi K, Kim MK, Seong JH, Son YN, Kim DK. Detection of Tannerella forsythia and/or Prevotella intermedia might be useful for microbial predictive markers for the outcome of initial periodontal treatment in Koreans. Microbio Immunol 2005;49(1):9-16.

06. 김진범, 배광학, 김설악, 김영경, 김지영, 김지화 등. 전문가 치면세정술. 구강보건 실습. 대한나래출판사 2005;51-60.

07. 장기완. 전문가 치면세균막 관리술-Watanabe method를 중심으로. 대한치과의사협회지 2007;45(1): 21-24.

08. Chang KW, Jeon JG, Kim YS. Two cases's report of non-surgical treatment for chronic gingivitis with renal transplanted patient and adult chronic periodontitis. Int J Oral Health 2007;4(1):61-63.

09. 김서연, 이병진, 김동기. 치주병예방 치면세균막관리법과 구취감소효과. 대한구강보건학회지 2007; 31(1):104-105.

10. 한경순, 최준선, 홍해경, 이명주, 배광학. 대상자 특성에 따른 전문가치면세정술 및 세균막관리교육의 효과. 대한구강보건학회지 2008;32(4):453-463.

11. 한경순, 배광학, 권순복, 한수진, 최준선. 흡연이 전문가치면세정술 및 세균막관리교육 효과에 미치는 영향. 보건교육건강증진학회지 2009;26(2):25-33.

12. 이병진. Toothpick 잇솔질을 이용한 전문가구강건강관리 프로그램. 대한치과의사협회지 2009;47(5): 272-281.

13. 채수환, 장현선, 김병옥, 이병진, 김동기. 치주병환자의 계속구강건강관리 효과. 구강생물학연구 2009;33(1):8-16.
14. 양해영. 전문가치면세정술 및 구강보건교육이 구강청결도와 구강보건행태에 미치는 영향. 한국산학기술학회논문지 2009;10(12):3895-3901.
15. Cakilci B, Tamaki N, Yamamoto T, Tomofuji T, Shimono J, Tsuneishi M, Kokeguchi S. Reduction of gingival bleeding by professional toothbrushing compared to one-stage full-mouth disinfection. Int J Oral Health 2009;5:17-24.
16. 강남규, 최연희, 안서영, 정성화, 전은숙, 송근배. 소아·청소년당뇨환자에서 비외과적 전문가 구강위생관리를 통한 치아부위별 단기 및 중기 치주건강 개선비교 대한구강보건학회지 2012;36(3):211-221.
17. 조부덕, 정성국, 이금호, 김아현, 이병진, 김동기. 와타나베이닦기법을 이용한 급진성치주염 환자의 주기적 구강건강관리 증례. 대한구강보건학회지 2012;36(4):333-340.
18. 박경화, 한경순. 전문가치면세정술과 세균막관리교육의 임플란트주위염 감소 효과. 치위생과학회지 2012;12(2)163-170.
19. 백대일, 김현덕, 진보형, 박용덕, 신승철, 조자원 등. 특수잇솔질법. 임상예방치학 제5판. 고문사 2012;145-147.
20. 조문미, 이용환, 김진범, 이정화. 노인에서 전문가잇솔질과 치간잇솔 사용교육의 치주건강증진 효과. 대한구강보건학회지 2013;37(3):132-140.
21. 박경화, 김윤신, 이선미, 한경순. 전문가치면세정술 비용 지불의사가격. 치위생과학회지 2014;14(2):176-182.
22. 동판, 이윤희, 이희경. 뇌혈관질환자의 구강건강관리프로그램 효과. 한국치위생학회지 2014;14(3):363-370.
23. 구인영, 김남희, 김종배, 김진범, 류정숙, 마득상 등. 치주병 예방 및 관리를 위한 잇솔질 교습법. 구강보건교육학 제5판. 고문사 2014;439-464.
24. 조부덕, 김동기, 이병진. 주기적 전문구강건강관리에 의한 치면세균막 관리능력 변화. 대한구강보건학회지 2015;39(1):25-36.
25. 소종섭. 노인장기요양시설 치과촉탁의제 도입을 위한 제도 개선 방향. 대한치과의사협회지 2015;53(10):696-704.
26. 김진범, 정승화, 마득상, 박덕영, 김백일, 김민지 등. 전문가 치면세균막관리. 최신 예방치학실습 제2판. 대한나래출판사 2015;97-105.
27. 마득상, 이병진, 김동기, 김백일, 김영수, 박덕영 등. 전문가치아청결술. 예방치과학. 대한나래출판사 2016;130-134.
28. 장기완, 김진범, 김동기. 와타나베식 잇솔질요법으로 치아 건강, 전신 건강을! 대한나래출판사. 2016.
29. 마득상, 이병진, 김동기, 김백일, 김영수, 박덕영 등. 전문가 치아청결술. 예방치과학. 대한나래출판사

2016;130-134.

30. 이근유, 임순연. 전문가 구강위생관리가 장기요양시설 재원노인의 구강상태에 미치는 효과. 치위생과학회지 2016;16(6):432-441.

31. 조민정. 전문가 치면세균막관리 중심의 예방관리프로그램의 효과적인 관리주기. 치위생과학회지 2017;17(6):508-515.

32. 최문실, 김동기. 치면세균막관리와 구강보건교육에 관한 국내문헌고찰. 치위생과학회지 2017;17(2):87-98.

33. 김윤주, 정호진, 윤정원, 김예황, 윤현서, 이선미, 이정화. 치열교정 환자의 전문가 칫솔질 및 구강보건교육에 따른 치면세균막 관리효과. 대한구강보건학회지 2018;42(2):40-45.

34. 이미라, 문상은, 김윤정, 김선영, 조혜은, 강현주. 치은염 환자에게 적용한 오일풀링과 전문가 칫솔질법의 효과. 한국치위생학회지 2019;19(3):375-385.

35. Byon MJ, Kim SY, Kim JS, Kim HN, Kim JB. Association of periodontitis with atherosclerotic cardiovascular diseases: a nationwide population-based retrospective matched cohort study. Int J Environ Res Public Health 2020;17:7261-7270.

36. 진미영, 유병철, 권현숙. 전문가 치주 예방관리 전·후 치주질환자의 *P. gingivalis* 세균 수 변화. 치위생과학회지 2021;4(2):99-111.

37. 진미영, 유병철. PHP INDEX에 따른 전문가 치주예방관리 환자의 치주질환 원인균 copy 수 변화. 치위생과학회지 2022;5(2):155-164.

38. 박솔, 김아름, 이은송, 김백일, 정회인. 장기요양 환자에서 '전문가구강세정술'의 요양 급여화. 대한치과보험학회지 2022;12(1):1-7.

찾아보기

ㄱ

각도 76
각화 37
간접 류머티즘 92
간접상관 91
감염 92
감염방어 메커니즘 36, 58, 92
감염방어조직 37
개입연구 35
거짓상관 91
거짓상관관계 56
건강 46
건강 유지·증진 치의학 1
건강인구집단 45
건강증진 46
건강증진 중심 치과의료 개념 45
건강증진 치과의료 87
결찰 36
경험주의 93
곁순환 34, 36
고름 37, 38, 52, 54, 67, 92
고식적 요법 79
고위험집단 전략 45
고지혈증 38
골아세포 38, 59
골연하낭 67
공생 57
공생관계 56
과산화물 92
과산화반응 38
과산화수소수 66, 74
과산화지질 38
관련 강고성 13
관련 무결성 13
관련 시간성 13
관련 일치성 13
관련 특이성 13
관심 단계 64
괴사 48
교합력 2, 26, 27, 48, 87
교합면 26
교합압 2, 27, 48
교합접촉면적 2, 5, 26, 27, 48, 87
교합조정 94
교합지 26
구강보건학 24, 25
구강위생학 25
구강청결 61
구개 31
구개측 18
구취 15, 30, 70
구취 치료 30
구취측정기 31
궤양 32, 33, 50, 52, 58, 73, 90
균체내독소 38, 53, 55, 71, 81
균체외다당 96
균혈증 73
근거 42, 78
근거중심의학 4
근관세척용 주사기 67
금속관 26
급발 50
급성발작 52, 97
급성염증 33, 49
급성치주염 97
기능장애 49, 52
기저세포 37
긴 상피부착 33
깊은 치주낭 70
끽연 32

ㄴ

낙설 50, 57
내독소 37, 50
내연상피 64
내출혈 52, 53
내피세포 37
농양 54
농포 67

ㄷ

당뇨병 38, 55
대식세포 37, 38
대증요법 94, 103
대체 감미료 96
독물 통제지향 10
독성 제로 지향 10
돌출 52
동기부여 33, 64, 94
동기유발 68
동요 26, 27, 52
동요도 29, 30
동요도 측정기 30
동요치(아) 47, 48, 87
동요치아 고정 94
동통 49, 52

ㄹ

랜덤 버스트 50
림프구 37

ㅁ

마사지 효과 19, 37, 40, 42
만성 류머티스관절염 55
만성변성질환 55, 71, 92
만성염증 40
만성퇴행성질환 38
만성화 33
면역 메커니즘 50
면역반응 51
면역조직화학적 방법 40
모세혈관 37, 69
물리적 자극 49, 74, 89
뮤탄스균 96
미니멈 인터벤션 4
미란 52
미병 46

미토콘드리아 38, 92

ㅂ

바스법 12, 100
바이오필름 3, 53, 55, 65, 87
발열 49, 52
발적 49, 52, 70
발치 30, 52, 87, 94, 102
발포작용 67
방사선검사 94
방어 메커니즘 50
방어반응 49, 93
배농 30, 62, 70, 97
배척작용 52
백혈구 31, 32, 37, 67
법랑질 50, 72
변연성 치주염 48, 52
변연치은 19
보건교육 101
복합감염 55
부기 49, 71, 91
부분의치 2, 27
부수순환 36
부종 90, 91
부착상피 54
부착상피세포 59
부착치은 33
부착치은 상실 50
부착치은 수준 33, 54, 90, 91
부패균 31
분석역학 35
불소 10, 62, 96
불소 가글린 96
불소 이용 104
불소함유 치약 6, 11, 72
브리지 2, 3, 26, 27
비만 92
비타민 C 92
빈혈 37

ㅅ

사구체막 손상 71
사이토카인 37, 50, 55, 71
산소 67
산소포화도 43
산화환원전위 56, 89
살균 38, 67
삼출 48
상가효과 86
상관관계 12, 13
상재균 36
상주균 96
상피 72
상피기저세포 40, 58, 73, 77
상피세포 39
생체방어반응 37
석회화 89
설면세균막 31
설배 31, 32
설측 18
섬유아세포 38, 40, 42, 58, 73, 77
섬유화 71
성과급 지불제도 95
세균 54, 57
세균감염 49
세균군집 32
세균총 32, 56
세정 85
세정액 66
세포분열 38, 40, 42
세포증식 39, 41, 59, 61, 68, 70
세포증식능력 41
세포증식작용 42
세포핵 37
소와열구 96
쇼펜하우어 23
수돗물 불소농도조정 10
수동잇솔 67
수복물의 수명 27
수액요법연구회 92
수액주사 92
수축 메커니즘 69
숙주면역강화요법 3, 15, 28, 37, 38, 58, 63, 66, 70, 100
숙주면역강화이론 3, 7, 100
숙주세포 55
순환장애 48
스케일러 56
스케일링 90
스크러빙법 12, 100
스타테린 89
스트레인 게이지 30
습관화 단계 64
시술자 잇솔질요법 14
신진대사 50
실증 28, 95
실험역학 35
심근경색 91
심내막염 91
심장질환 91

ㅇ

어태치먼트 33
어태치먼트 레벨 33
어태치먼트 로스 50
역치 47, 81
연모 잇솔 61
염증 30, 37, 48, 52
염증성 세포 39
염증성 세포침윤 41, 71, 90
염증의 5가지 징후 48
영양 사슬 65, 89
예방치과 24
예방치과학 24
예방확대 4
오연성 폐렴 92
와타나베 전문가 치간세정요법 2, 3, 7, 14~16, 21
와타나베 치간세정요법 20, 22, 29, 30, 38, 42, 60, 73, 84, 100, 104
외래자극 49
외배엽성 72
외연상피 64, 74
외출혈 52, 53, 58, 73, 90
요오드 85
우식예방 62
우식학 46
울혈 48
원숭이 23
원인제거요법 3, 58
위상관 56, 91

유리치은 61, 63
유익균 56, 57
유지 66
유지관리 99
유지기 67
유해균 57
육아조직 48
융해 54
음파진동잇솔 67, 70, 72, 76, 100
이 닦기 102
이론 28, 95
이해 단계 64
인공뼈 103
인과관계 12, 13, 55
인지장애 87
인체실험 35
임계치 47
임상시험 36
임신부 32, 75
임플란트 3, 99
임플란트주위염 3, 68, 72, 99
임플란트주위점막염 68, 72, 77, 99
입 냄새 15, 30
잇뿌리 충치 17
잇솔모 끝 15, 19, 42, 59, 64
잇솔의 수명 76
잇솔질 11, 15, 34, 37, 39, 41
잇솔질 압력 74
잇솔질 자극 42
잇솔질 힘 41
잇솔질법 100

ㅈ

자반증 69
자연 탈락 52
자연치아 26
자연치유력 3
자율(적) 증식 38, 39
재광화 50
재석회화 50
저작능률 4, 87
저체중 아동 출산 32
저항력 35
적혈구 37, 53
전동잇솔 67, 100
전문가 잇솔질 20, 60
전문가 치간세정요법 63, 70
전문가 치아세정요법 14
전신질환 91
전악감염제거요법 84
점적요법연구회 92
접합상피 72
정출 52
제1상 36
제2상 36
제3상 36
조기 출산 32
조기분만 92
조직액 54
종양 39
종창 49, 52, 70, 90, 91
중강도 잇솔 61
증식세포핵 항원 39, 40
지각과민 65, 91
지질 38
지치주위염 74, 77
지혈 69
직접상관 91
진행성 병변 48
질병 46
질병 중심 의학 4
질병 중심 치과의료 개념 45
질병 중심 치의학 1
질병인구 45
집단 전체 대상 전략 45

ㅊ

참여 단계 64
초음파 스케일러 65
총의치 2, 27
최외층 세포 50
출혈 52, 70, 97
출혈 부위 64, 66
출혈량 61, 64, 66
출혈성 소인 69
충전 5
충치 3, 102
충치 예방 95, 104
충치치료 28
충혈 48
치간부 18, 19
치간부 세정요법 19
치간세정 전동잇솔 68
치간세정요법 29, 57
치간잇솔 17, 77
치근 분기부 67
치근면 65
치근면 우식 17, 72
치근활택술 65, 79, 81, 90
치매 87
치면세균막 3, 11, 12, 19, 34, 53, 55, 80, 87, 89
치면세균막 감소 달성도 94
치면세균막 관리지수 60
치면세균막 부착 정도 94
치면세균막 제거 19, 58
치면세균막 지수 12
치석 3, 34, 56
치석 제거 63, 65, 79, 81
치실 12, 77, 99
치아 수명 82
치아동요 29, 70, 71, 82, 88
치아동요도 94
치열 102
치열교정 102
치유 33
치유능력 58
치은 31
치은 기저세포 71
치은 마사지 68, 88
치은 섬유아세포 59, 71
치은 혈관내피세포 59
치은 혈액 43
치은내연상피 67
치은농양 62
치은농양 배농 64
치은박리소파술 79, 82
치은변연 91
치은상피 37
치은상피 기저세포 38
치은섬유아세포 41, 43
치은세포 81

치은세포 증식 61, 64
치은연상 세균막 11, 80, 88
치은연상치석 56, 81, 89
치은연하 세균막 3, 65, 66, 80, 85, 88
치은연하 치면세균막 56
치은연하치석 56, 65, 81, 89
치은열구 72
치은열구 삼출액 32
치은열구 상피기저세포 59
치은열구 침출액 50
치은열구상피 50
치은열구상피세포 41
치은염 11, 12, 34, 37, 48, 52, 55, 88
치은염 치료 28
치은외연상피 67
치은절제술 79, 82, 91
치은출혈 30, 32, 37, 50, 52, 58, 59, 63, 69, 73~75, 88, 94
치은퇴축 71
치조경선 90
치조골 면적 83
치조골 파괴 68
치조골 흡수 55, 83
치주낭 3, 32, 54, 66, 67, 91
치주낭 깊이 94
치주낭 상피 52, 90
치주낭 세척 67
치주낭 침출액 31
치주낭소파술 77
치주낭수술 79
치주내과요법 86
치주병원균 3, 50, 55, 88
치주병학 46
치주보존요법 82
치주섬유아세포 73
치주소파술 80
치주염 77
치주외과 치료 82
치주인대 54
치주조직재생요법 33, 84
치주질환 3, 29, 48, 52, 77, 102
치주질환 모델 36
치주탐침 시 출혈 60
치주탐침검사 61
침윤 39

ㅋ

카탈라아제 67
코흐의 3원칙 35, 55
콜라겐 41, 73
콜레스테롤 38
클로르헥시딘 15

ㅌ

타액 89
타액의 칼슘 89
타율적 증식 39
탈회 95
태아 32
통증 52, 61, 78
퇴행성 병변 48
틀니 3

ㅍ

파골세포 55
파열설 34
팜 그립 70
패러다임 시프트(전환) 3, 95
패혈증 73
페더 터치 68, 70, 76
펜 그립 70
펠리클 50
편성혐기성균 67
폐포벽 71
포식작용 37
프롤린리치 프로틴 89
피스톤운동 15, 18

ㅎ

항균제 86
항생제 투여 94
항염증제 49
항응고제 69
항진균제 86
항체 37
핵분열 39, 40, 42
허파꽈리 벽 71
헴철 56, 89
혀 31
혈관 36, 37
혈관내피세포 38, 40, 42, 43, 58, 73
혈류 40
혐기성 세균 66
혐기성균 56
협심증 91
협점막 31
혓솔질 31
호중구 37, 38, 54, 67, 92
호프리스 티스 86, 103
화농성균 31, 32
화학적 자극 49
활성산소 32, 38, 54, 67, 71, 92
활성화 93
회전법 41
횡마법 12
휘발성 황화물질 32
흡연 33, 75

A

Attachment 33
Attachment level 33, 54
Attachment loss 50

B

Bass method 12
Biofilm 3, 87
Bleeding on probing 60
BOP 60
B세포 37, 38

C

Catalase 67
Coherence 13
Collateral circulation 36
Consistency 13
Cytokine 37, 50

D

Dental floss 99

Disease-oriented concept *4*
Disease-oriented concept in dentistry *1, 45, 87*
DNA 변성 *92*
DNA 손상 *38*

E
EBM *4, 47, 81, 93, 96, 99*
Endothelial cell *40*
Endotoxin *37, 71, 81*
Epithelial basal cell *40*
Evidence *42, 78*
Evidence based-medicine *4, 47, 93, 96, 99*
Extrusion *52*

F
Feather touch *68, 70, 76*
Fibroblast *40*
Flap 수술 *79*
Floss *77*
Fluoride mouthrinse *96*
Free gingiva *61*
Fukuzawa Yukichi *6, 28, 100*

G
GTR *33, 84*
Guide tissue regeneration *84*

H
Health-oriented concept in dentistry *45, 87*
Heme iron *89*
High-risk strategy *45*
Hopeless teeth *86, 103*

I
Iodine *85*

L
Lipopolysaccharide *37, 53, 71*
LPS *37, 38, 53, 71*

M
Maintenance *66*
Minimum intervention *4*

N
Necrosis *48*

O
One-stage full-mouth disinfection *84*
Opinion-based practice *78, 99*
OSFMD *84*

P
P. gingivalis *57*
Palm grip *70*
Paradigm shift *3, 95*
PCNA *39, 40*
PCNA 양성세포 *43*
PCR *60, 80*
PDCA 사이클 *11, 13*
Pellicle *50*
Pen grip *70*
Peri-implant mucositis *72*
Peri-implantitis *72*
Plaque control record *60, 80*
Plaque index *12*
Population strategy *45*
Prescale *26*
Probing *84*
Professional tooth brushing *14*
Proliferating cell nuclear antigen *39, 40*
Proline-rich protein *89*

R
Random burst *50*
Root planing *65, 79, 81*

S
Scaling *79, 81*
Scaling and root planing *37*
Scavenger *92*
Schopenhauer *23*
Scrubbing method *12*
Socransky *34*
Specificity *13*
SRP *37*
Statherin *89*
Stephan *95*
Stippling *90*
Strain guage *30*
Strength *13*
Swelling *49, 52*

T
Temporal relationship *13*
Theilade *11, 12*
Tongue plaque *31*
Toothpick brushing *7*
Toothpick method *14*
Toothpick 잇솔질법 *3*

W
Water fluoridation *10*
WHO 헌장 *24*

기타
1열 잇솔 *14*
2열 6모 다발 잇솔 *59*
2열(줄)모 잇솔 *20, 60, 75*
8020운동 *6, 101*